필로교수의
고기예찬

대한민국은 고기에 대한 오해와 편견을 버리고 건강한 인생과 풍요로운 삶을 위해
고기를 더 많이 먹어야 한다!

필로교수의

고기예찬

주선태 **지음**

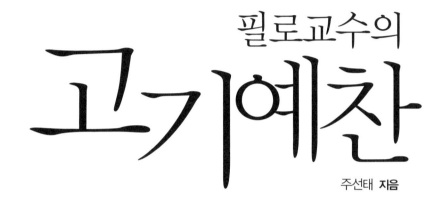

집사재

필로교수의 고기예찬

초판 1쇄 인쇄일 | 2008년 10월 31일
초판 1쇄 발행일 | 2008년 11월 5일

지은이 | 주선태
발행인 | 유창언
편 집 | 이민영
발행처 | 집사재
출판등록 | 1994년 6월 9일
등록번호 | 제10-991호

주소 | 서울시 마포구 서교동 377-13 성은빌딩 301호
전화 | 335-7353~4
팩스 | 325-4305
e-mail | pub95@hanmail.net / pub95@naver.com

ISBN 978-89-5775-125-1 03510

값 13,000원

이 책을

어렵고 힘든 국내외 여건 속에서도

우리나라 국민들에게 좋은 고기를 공급하기 위해

대한민국의 축산업계와 식육산업계 현장에서

선량한 마음으로 최선의 땀을 흘리고 계신

모든 분들에게 바칩니다.

2008년 철쭉이 만발한 대한민국의 오월은 미국산 쇠고기의 수입을 반대하는 촛불집회로 몸살을 앓았습니다. 필로는 매일 밤마다 광화문 거리를 밝히는 촛불들을 보면서 그 누구보다 가슴이 아팠습니다. 그러나 필로가 가슴이 아팠던 이유는 촛불을 들고 거리로 나왔던 사람들과는 다른 이유 때문이었습니다. 광우병 우려가 있는 미국산 쇠고기를 전격적으로 수입하기로 타결한 정부가 야속해서 가슴이 아팠던 것도 아니고, 그렇다고 그 일로 인해 우리 사회가 둘로 나뉘어 싸우는 모습이 속상해서 가슴이 아팠던 것도 아니었습니다. 필로는 미국산 쇠고기의 수입이 재개된 이후 우리나라 축산업계와 식육산업계에 종사하시는 분들이 겪어야 될 고통이 눈에 보이는 것 같아 가슴이 아팠습니다. 그렇지 않아도 사료가격의 인상으로 농촌에서 한우를 키우거나 돼지를 사육하시는 분들의 속이 시커멓게 타들어 가고 있는데, 엎친 데 덮친다고 미국산 쇠고기의 수입재개는 그 분들의 삶을 더욱 피폐하게 만들게 불을 보듯 뻔했기 때문입니다.

실제로 지금 농촌에 계신 많은 분들은 그 동안 손가락 마디마다 굳은살이 배겨가며 일구었던 삶의 터전인 자신들의 농장을 언제 폐쇄하는 것이 좋을지 고민하고 있는 참담한 실정입니다.

필로가 가슴이 아팠던 또 다른 이유는 촛불집회가 지속적으로 진행되면서 일부 사람들에 의해 미국산 쇠고기뿐만 아니라 '모든 고기를 먹지 말자' 라는 분위기가 형성되는 것을 보았기 때문입니다. 특히 극렬 채식주의자들에 의해 주도되는 '육식을 하지 말자'라는 분위기 조장은 우리나라 축산업계뿐만 아니라 국민들의 건강을 위해서도 매우 바람직하지 않은 일입니다. 그렇지 않아도 우리나라는 OECD 국가 중 고기의 소비량이 가장 적은 나라입니다. 우리나라처럼 채식을 잘 하고 있는 나라도 그리 많지 않은데, 그런 우리가 고기를 먹지 않고 사회적 분위기 때문에 채식 위주의 식사를 하게 되면 영양불균형이 초래될 것이 자명합니다.

현재 우리나라는 육식이 마치 비만의 원인이고, 고기가 현대 성인병의 주요인인 것처럼 잘못 알려지고 있어 안타까운 상황입니다. 필로가 이 책 '고기예찬'을 쓴 이유는 바로 이러한 우리나라 국민들의 잘못된 인식을 다소나마 바로 잡아보기 위함입니다. 많은 사람들이 생각하고 있는 것처럼 고기는 현대인의 건강을 위협하는 식품이 아니고, 오히려 양질의 단백질을 공급함으로써 삶을 건강하고 풍요롭게 만드는 훌륭한 식품이라는 것을 알리고 싶었습니다.

현재 우리나라 사람들이 평균적으로 섭취하는 고기의 양은 세계 최고의 장수국인 일본에 비해 약 2/3 정도이고, 대부분의 유럽 국가들과 비교해도 적은 수준입니다. 따라서 필로는 대한민국이 더욱 건강하기 위해서는 고기의 섭취를 줄이기는커녕 오히려 지금보다 더 많은 고기를 섭취해야 한다고 주장합니다.

필로는 2008년 여름을 '고기예찬'을 쓰면서 뜨겁게 보냈습니다. 필로의 전공분야가 아닌 자료들까지 모으고 공부를 하면서 어떻게 하면 일반인들이 이해하기 쉽게 글을 쓸지에 대해 많은 시간을 할애했습니다. 그래서 내용이 다소 어렵게 느껴지는 꼭지의 글은 앞에 유머가 담긴 비유를 만들어 붙였습니다. 나름대로 재미를 더하기 위한 필로의 장난기 가득한 유머를 가벼운 미소로, 너그러운 마음으로 봐주시길 바랍니다.

경상남도 도청 축산과에 이중동이라는 공무원 한 분이 계십니다. 그 분은 누가 시키지도 않았는데 〈식육과 건강〉, 〈식육에 대하여〉라는 일본책을 번역하여 자비로 책을 만든 후, 주변의 많은 분들에게 나누어 주었습니다. 우리나라 사람들이 식육에 대해 바로 알았으면 좋겠다는 염원과 그것을 통해 축산업계 사람들에게 조금이나마 보탬이 되고자 하는 작은 소망의 표출이었다고 생각합니다. 필로는 그 책들을 읽으며 그 분의 소박하고 진솔한 마음이 읽혀 깊은 감동을 받았습니다. 그리고 실제 그 책의 많은 내용들이 본 '고기예찬'을 쓰는 데 좋은 참고자료로 활용되었습니다. 필로는 우리나라에 이중동 님과 같은 분들이 더 있을 것으로 생각하면서, 그런 분들이 있는 한 우리의 농촌과 축산업계의 앞날이 그리 어둡지만은 않다고 확신합니다.

필로가 '고기예찬'을 쓰는 데 많은 분들의 도움이 있었습니다. 먼저 항상 필로를 옆에서 아들처럼 지도해 주시는 경상대학교 식육과학연구실의 박구부 교수님께 감사드립니다. 또 글의 내용을 검토해 주시고 여러 모로 도와주신 이정규 교수님과 전진태 교수님께도 감사드립니다. 또한 강릉대 이근택 교수님, 강원대 이성기 교수님, 전북대 황인호 교수님의 조언도 큰 도움이 되었습니다. 무엇보다 자료의 취합과 글의 초안을 잡는 잡다한 일을 마다해 하지 않았던 미국 메사추세츠 주립대학 식품공학과 허선진 박사, 경상대학교 식육과학연구실의 정진연 박사와 김갑돈 대학원생에게도 감사드립니다.

마지막으로 필로가 한 꼭지 한 꼭지의 글을 쓸 때마다 필로의 인터넷 동호회인 '예닮골'에 글을 올렸는데, 그때마다 이런저런 조언과 응원을 해주셨던 예닮골의 모든 분들에게 감사드립니다. 그러나 정말 고마운 마음을 전하고 싶은 사람은 바로 필로의 아내입니다. 아내는 필로가 '고기예찬'을 쓰게 만든 원초적 원인을 제공하였고, 매일 글을 쓸 때마다 옆에서 이런저런 쓴소리를 아끼지 않았습니다. 그런 필로의 아내에게 지면을 빌어 고마운 마음을 전합니다.

2008년 단풍이 흐드러진 가을에
필로 주선태

| 차례 |

Part 3

풍요로운 삶을 위하여

Part 1

오해와 편견을
넘어

대한민국의 고기는 억울하다!

필로는 오늘 아침에도 아내와 한바탕 설전을 펼쳤는데, 그 이유는 아침밥을 먹기 싫어하는 아이들에게 햄을 구워 반찬으로 주라는 필로의 말을 아내가 한 마디로 묵살했기 때문이다. 아내는 아이들에게 햄을 구워 주는 것은 아이들의 건강을 해치자고 작정한 것과 다름없다고 눈을 흘기며 고기박사인 필로를 몰아세웠다. 필로가 왜 아이들이 햄을 먹으면 건강에 좋지 않느냐고 묻자 아내는 정확하게 말할 수는 없지만 TV에서 그랬단다. 소아비만을 포함한 각종 질병의 원인이 햄이나 소시지를 많이 먹는 것 때문이라고 분명히 TV에서 방송을 했단다.

필로의 아내뿐만 아니라 오늘날 현대를 살아가는 많은 사람들, 특히 산업의 발달로 서구화가 이루어진 도시에 사는 대부분의 사람들은 고기가 건강에 나쁜 식품이라고 믿고 있는 것 같다. 설령 고기가 건강에 나쁘지 않다고 믿더라도 건강에 좋은 식품이라고 생각하는 사람들은 그리 많지 않다. 그러나 이것은 고기에 관한 대단한 오해이며 잘못된 시각이다. 더욱 심각한 문제는 이러한 오해나 잘못으로 인해 고기의 섭취를 의도적으로 피하고 채식 위주의 식사를 함으로써 오히려 건강을 해치는 결과를 초래할 수 있다는 사실이다.

그러면 왜 필로의 아내를 포함해서 21세기 대한민국에 살고 있는 많은 사람들이 고기가 건강에 썩 좋지 않은 식품이라고 믿게 되었을까? 이 질문에 대한 대답은 여러 가지가 있을 수 있겠지만, 필로는 무엇보다도 먼저 비만한 미국의 영양학이 여과 없이 그대로 한국에 상륙했기 때문이라고 생각한다. 또한 그러한 미국의 영양학에 영향을 받은 많은 채식주의자들이 각종 과학적 정보로 무장한 지식들을 통해 육식의 위해성을 과장되게 선전, 홍보하였고 여기에는 TV를 위시한 각종 언론매체들도 큰 몫을 하였다.

지난 여름 필로는 국제공동연구를 위해 가족들과 함께 미국에서 두 달을 보냈다. 평소 고기 먹는 것을 꺼리는 아내는 매일 한국식으로 밥을 해주었는데, 한 달쯤 지났을 때 몸살이 나는 바람에 저녁밥을 못하는 상황이 발생하였다. 프라이드치킨을 좋아하던 필로가 드디어 KFC에 갈 수 있는 기회가 온 것이었다. 필로는 그 동안 몇 번이나 KFC에 가려고 시도를 했었으나 번번이 아내의 반대로 그 뜻을 이루지 못했었다. 그러다가 결국 아내가 아픈 바람에 겨우 그곳에 갈 수 있었는데, 아이들과 맛있게 치킨을 뜯고 있는 필로에게 아내는 눈살을 찌푸리며 주변을 좀 보라고 했다. 아내의 말에 주변을 둘러보니 KFC 안에 있는 미국사람들이 하나같이 모두 뚱뚱한 비만이었다. 그것도 거짓말처럼 단 한 사람도 빼놓지 않고 모두 엄청나게 대단히 큰 엉덩이를 가진 고도의 비만인들이었다. 그 동안 KFC에 가는 것을 놓고 필로와 실랑이를 벌여왔던 아내는 그 모습에 의기양양하여 기름기 많은 프라이드치킨을 먹으면 어떻게 되는지 똑똑히 봐두라고 하면서 맛있게 먹고 있는 아이들의 손에서 치킨을 뺏어 들었다.

그렇다. 확실히 미국사람들은 기름기 많은 고기를 자주 먹기 때문에 문제가 있는 것 같다. 그래서 미국의 영양학자들은 20세기 미국의 영양학은 완전히 실패하였다고 선언하면서 동양의 식탁을 배워야 한다고 말했다. 그렇다면 도대체 미국사람들은 고기를 얼마나 많이 먹기 때문에 문제가 되는 것일까? 일반적으로 1인당 연간 고기의 섭취량은 개인이 1년 동안 먹은 소고기, 돼지고기 및 닭고기의 총량으로 표시한다. 그 기준으로 미국사람은 1인당 1년에 약 120kg 정도의 고기를 섭취하고 있다. 그러니까 1년에 120kg 정도의 고기를 먹으면 미국사람들처럼 동물성 지방이 문제가 되어 비만하게 되고 건강에 적신호가 온다고 하는 말이 맞는 것 같다. 그렇다면 우리나라 사람들은 얼마나 많은 고기를 먹고 있기에 미국사람들처럼 고기를 현대 성인병의 주범인 양 호도하고 있을까? 놀랍게도 우리나라 사람들이 1인당 1년에 섭취하는 고기의 양은 미국의 1/4 수준인 약 30kg 정도이다.

필로가 아내에게 목청을 높여가며 주장하는 것이 바로 이것이다. 매일 KFC에서 프라이드치킨을 먹으면 미국사람들처럼 비만해지고 건강에 문제가 생길 수 있지만 일주일에 한 번 정도 먹는 것은 문제가 되지 않는다. 더구나 우리는 일주일에 한 번도 아닌 한 달에 한 번도 먹지 않는데, 어쩌다 한두 번 먹으면서 너무 호들갑을 떠는 건 아닐까? 마치 프라이드치킨을 먹으면 금방이라도 비만이 되고 건강에 문제가 생길 것처럼 생각하고 말하는 것은 오버도 이만저만 오버가 아니라는 말씀이다.

프라이드치킨만 그런 것이 아니다. 소고기나 돼지고기도

그렇고 햄이나 소시지도 마찬가지이다. 미국사람들은 아침식사에도 점심식사에도, 그리고 저녁식사에도 고기나 육가공제품들이 여러 가지 형태로 주식이 되지만 대한민국은 상황이 전혀 다르다. 대한민국에서는 고기가 반찬의 형태로 소량씩 섭취되며, 어쩌다 한번 기념일이나 회식날처럼 특별한 날에만 고기가 주식의 자리를 차지하게 된다. 그러니 어쩌다 한번 고기를 주식으로 먹는 대한민국 사람들에게 매일 고기를 주식으로 먹는 미국의 영양학을 들이대면 대단한 오버가 된다. 그렇게 비만한 미국의 영양학이 대한민국을 점령하고 있는 한 대한민국의 고기는 정말 억울할 수밖에 없다.

고기가 건강에 나쁘다는 엉터리 과학

과학이 눈부시게 발달한 현대를 살아가는 사람들은 과학적인 연구의 결과나 설명에 깊은 신뢰를 보낸다. 그래서 하다못해 물 한 병을 살 때도 육각수가 과학적으로 어떻게 좋다고 하면 비싼 값에 사기도 하고, 고기 한 근을 살 때도 마블링이 어떻고 숙성이 어떻다고 과학적인 설명을 덧붙이면 좀 비싸더라도 구매를 한다. 이렇듯 현대인들에게 과학은 설득력 있는 믿음을 주는데, 비만한 미국의 과학자들은 미국인들의 건강을 해치는 주요인이 고기라는 수많은 과학적인 연구결과들을 발표하였고, 이러한 연구결과들은 미국이 주도하는 지구촌의 영양학에 지대한 영향을 미쳤다. 그러다 보니 먹는 것으로 건강을 지키려는 성향이 짙은 우리나라 사람들은 그 어느 나라보다 더욱 미국의 이러한 연구결과들을 그대로 받아들여 고기를 대한민국 성인병의 주요인으로 확정하였다.

그러나 고기가 현대 성인병의 주요인이라는 연구결과들을 조금만 자세히 들여다보면 어떻게 해석하느냐에 따라 많은 차이가 있을 수 있음을 알 수 있다. 예를 들어 필로가 어렸을 때 계란의 노른자에는 콜레스테롤이 많아 계란을 많이 먹는 사람이 그렇지 않은 사람에 비해 심장질환과 같은 혈관계 질병에 걸릴 확률이 높다는 연구결과의 발표 이후, 많은 사람들이 계란의 섭취를 기피했던 기억이 있다. 그런데 그 연구결과에서 사람들이 간과했던 점은 도대체 얼마나 많은 계란을 먹어야 심장질환의 발병률이 높아진다는 것인가 하는 점이었다. 즉, 그 연구에 따르면 매일 계란을 2개씩 10년 이상을 섭취하면 심장병의 발병률이 2배 이상으로 높아진다는 것인데, 충격적인 것을 좋아하는 언론은 앞뒤의 말을 생략하고 계란에는 콜레스테롤이 많기 때문에 많이 먹으면 심장병이 발병한다는 사실만 크게 언급하였던 것이었다.

이렇듯 현재 많은 사람들이 믿고 있는 '고기가 현대 성인병의 원인'이라는 과학적인 연구결과들은 해석하기에 따라 전혀 다른 의미가 될 수도 있고, 또 전혀 의미가 없을 수도 있다. 일반적으로 그런 연구들은 대부분 고기를 많이 섭취한 실험군과 그렇지 않은 실험군을 비교한 결과들인데, 예를 들어 '매일 햄버거로 한 달간 식사를 하였더니 체지방이 증가하였고 콜레스테롤의 수치가 몇 배나 증가하였다. 하지만 다시 채식 위주의 식단으로 바꿔 한 달간 식사를 하였더니 체지방이 감소하고 콜레스테롤 수치도 정상으로 돌아왔다'라는 식이다. 이런 식으로 연구결과를 발표한다면 식물이 전혀 살 수 없는 알래스카의 사람들은 육식만 하고 사는데, 어떻게 정상적인 체지방과 콜레스테롤의 수치를 유지하고 사는지 설명할 길이 없어진다. 또한 육식을 하면 완전히 채식을 하는 사람들에 비해 평균수명이 비교도 되지 않을 정도로 길어진다는 사실은 어떻게 설명할 것인가?

일반적으로 우리가 믿고 있는 과학은 1. 현상을 관찰하고 2. 관찰한 결과를 분석하고 3. 분석된 결과를 표현하고 4. 결과를 응용하는 단계로 나누어진다. 그러나 많은 과학자들은 이러한 과학적 연구에는 분명한 한계가 있음을 인정하고 있다. 필로가 자연과학을 공부하기 시작했을 때 보았던 사례는 그 한계를 보여주는 좋은 본보기이다.

영국의 산업화가 시작되었을 무렵 한 유명한 과학자가 인간의 생명은 어디에서 오는지에 대해 연구를 하고 있었는데, 문득 겨울에 황새가 많이 날아오는 해에 아이들이 많이 태어나고 황새가 적게 날아오는 해에 아이들도 적게 태어난다는 사실을 알게 되었다. 그 과학자는 10년 동안 매년 날아온 황새의 수와 그 해에 태어난 아이들의 수를 조사한 후 분석하였더니 놀랍게도 서로의 상관관계가 매우 높음을 알 수 있었다. 그래서 그 과학자는 '인간의 생명은 황새가 물고 온다'라는 결론을 발표하였다. 이 사례는 우리가 믿고 있는 과학적인 연구결과, 특히 관찰과 통계적인 방법으로 분석한 연구결과들이 과학자의 믿음에 따라 얼마나 잘못된 결론을 도출하는지를 보여주는 좋은 예라고 할 수 있다. 즉, 고기가 현대 성인병의 원인이라는 믿음을 가지고 연구를 하면 그러한 과학적인 증거들은 얼마든지 찾을 수 있고 만들어낼 수도 있다는 말이다. 하지만 반대로 필로처럼 고기가 얼마나 인간의 건강에 유익한지에 대한 연구를 하면 그보다 훨씬 쉽게 비교도 되지 않을 정도로 많은 과학적인 증거들을 찾아낼 수 있다.

그래서 필로의 결론은 우리가 신뢰하는 과학적인 연구의 결과들은 믿음의 방향에 따라 전혀 다르게 해석될 수 있다는 것이다. 과학은 믿음의 영역 내에 있는 믿음의 선택인 것이다.

더욱이 우리는 우리가 진실이라고 믿었던 많은 과학적인 정보나 지식들이 시간이 지나면서 거짓으로 입증되는 경우를 많이 보아왔다. 예를 들어 편평하다고 믿었던 지구는 둥글게 변했고, 물체의 가장 작은 구조는 원자라고 믿었는데 원자보다 더 작은 입자들이 새롭게 발견되기도 했다. 이렇게 인간의 과학은 진리가 될 수 없기에 과학적인 정보의 응용에도 그 한계가 드러날 수밖에 없다. 1993년에 마이크로소프트사는 인터넷 개발에 투자할 것을 제의받자 '사람들이 인터넷을 얼마나 이용할 거라고 투자를 하라는 거야?'라며 거절을 했었다. 또 1981년에 빌 게이츠는 '메모리가 640KB 정도면 모든 사람들에게 충분히 필요하고도 남을 용량이다'라고 자신 있게 말했다. 이러한 인간의 과학적 지식에 대한 교만은 오래 전에도 있었다. 1912년에 타이타닉호를 설계한 E. J. 스미스는 출항에 앞서 '타이타닉호는 하나님조차도 침몰시킬 수 없을 정도로 튼튼하다!'라고 호언하였다. 또 1859년에 찰스 다윈은 '사람은 원숭이가 진화한 것이다'라고 하였다. 이와 같이 그 당시에는 진실로 여겨지던 과학적인 믿음들도 시간이 지나면 대부분 또 다른 과학적인 증거들로 인해 거짓으로 증명되고, 그러한 과학적인 정보를 절대적으로 신뢰한 행위나 말은 옳지 않은 것이 된다.

그럼, 다시 고기가 현대 성인병의 원인이라는 과학적인 연구결과들을 신뢰할 것인가란 주제로 돌아와보자. 그것은 그것을 받아들이는 사람에 따라 달라질 수 있다는 결론에 도달한다. 즉, 필로처럼 고기가 현대 성인병의 원인이라는 연구결과는 고기를 엄청 많이 먹는 미국에서나 맞는 말이기 때문에 건강 걱정하지 말고 맛있게 고기를 먹자는 사람이 있는가 하면, 필로의 아내처럼 '그래도 뭔가 나쁘니까 과학자들이 그러겠지'라는 막연한 걱정으로 고기 먹는 것을 꺼리는 사람이 있을 수 있겠다. 그건 아직도 사람은 원숭이가 진화한 것이라고 믿는 사람이 있는 것과 그렇지 않다고 믿는 사람이 있는 것과 같은 이치이다. 그리고 원숭이가 진화하여 사람이 되었다고 믿는 사람들은 그들의 조상이 사람이 아닌 원숭이가 되는 것처럼, 고기가 현대 성인병의 원인이라고 믿는 사람들은 그들의 모든 질병의 원인이 고기가 되기 때문에 그렇게 맛있는 고기를 먹지 못하는 안타까운 상황에 놓이게 된다. 반대로 필로 같은 사람은 아무 걱정 없이 맛있는 고기를 마음껏 섭취할 수 있고 삶의 풍요로움을 만끽하며 건강하게 살아갈 수 있다.

비만의 주범은 고기가 아니라 당분

필로의 아내가 아이들에게 햄이나 소시지 또는 햄버거 등을 먹이는 것을 꺼려하는 이유는 한번 아이들이 그것에 맛을 들이면 계속 먹게 되고 그렇게 되면 금방 살이 찌고, 결국 건강에 안 좋다는 생각 때문이다. 단순하게 생각하면 그 말이 맞는 말처럼 들린다. 평소 필로도 고기나 육가공제품의 가장 큰 단점은 너무 맛있어 과식을 하거나 편식을 한다는 점이다. 특히 어린 아이들에게 햄이나 소시지와 같은 육가공제품들, 햄버거나 프라이드치킨 같은 패스트푸드는 너무 맛이 있어 중독성을 가질 수 있다는 것이 큰 단점으로 지적된다. 하지만 그렇다고 고기나 육가공제품들을 소아비만의 주범이라고 단정하여 절대로 먹이지 않는 것은 아이들의 건강에 더 큰 문제를 야기할 수 있다. 그리고 실제로 그것들은 소아비만의 주범도 아니다. 정말로 우리 아이들을 비만으로 이끄는 것은 고기나 육가공제품들에 들어 있는 지방이 아니라 과자, 사탕, 콜라 같은 식품에 들어 있는 당분이다.

보통 사람들은 고기에는 지방이 많기 때문에 고기를 먹으면 뚱뚱해진다고 생각한다. 하지만 이것은 고기에 대해 대단한 오해를 하고 있기에 생기는 선입견일 뿐이다. 고기는 부위에 따라 지방 함량의 변이가 크지만 도체의 경우 약 20%, 거래정육의 경우 약 10%, 그리고 우리가 실제 정육점에서 사먹는 살코기의 경우에는 약 5% 미만의 지방만이 고기 속에 존재하고 있다. 따라서 일반적으로 사람들이 섭취하는 고기에는 5% 미만의 지방만이 존재하기 때문에(물론 대한민국 사람들이 즐겨 먹는 삼겹살의 경우는 예외) 고기는 지방 함량이 많은 식품이라고 하기 어렵다. 반대로 고기는 약 75%의 수분을 제외하면 약 20% 이상의 단백질로 구성되기 때문에 고단백질 식품으로 분류된다. 즉, 고기는 수분을 제외하면 약간의 지방과 대부분이 단백질인 고단백질 식품인 셈이다. 따라서 고기를 먹으면 지방 때문에 비만해진다는 것은 운동을 하면 땀을 많이 흘리기 때문에 비쩍 마른다는 말처럼 이치에 맞지 않는다.

필로의 결론은 이렇다. 고기가 비만의 주범이라고 말하려면 고기나 육가공제품을 미국사람들처럼 매일 엄청나게 먹어야 한다는 것이다. 만약 이 글을 읽고 있는 당신이 고기를 미국사람들처럼 많이 먹지도 않는데 배가 나오거나 살이 찐다면 당신은 비만의 원인을 고기에서 찾지 말고 다른 것에서 찾아보기를 권한다. 그 이유는 만약 당신이 다른 것은 먹지 않고 아침저녁으로 오로지 고기만 먹는다면 당신은 분명히 날씬해질 것이기 때문이다. 소위 '황제 다이어트법'으로 불리는 이 식이요법은 고기가 비만과는 거리가 먼 고단백질 식품임을 증명하는 좋은 예라고 할 수 있다.

그렇다면 고기를 많이 먹지 않는 우리나라 사람들의 비만 원인은 무엇일까? 필로는 앞에서 언급한 것처럼 고기의 지방보다 더 과도하게 섭취되는 탄수화물 때문이라고 생각한다. 우리의 몸은 생활하는 데 필요한 에너지보다 더 많은 에너지가 섭취되면 여분의 에너지를 지방의 형태로 몸에 축적시킨다. 한 마디로 이것저것을 너무 많이 먹는 것이 비만의 원인이라는 말이다. 예를 들어 우리의 일반적인 회식의 모습을 생각해 보면 먼저 고기를 구워 배불리 먹고 난 후, 후식으로 된장찌개나 냉면을 또 먹는다. 여기에 술이라도 한 잔 곁들이면 엄청난 에너지가 우리의 몸에 공급되는 셈이다. 이러면 비만이 되지 않을 수가 없다. 만약 회식날 다른 것은 먹지 않고 맛있는 고기만 적당히 먹고 끝낸다면 비만과는 거리가 멀어질 수밖에 없다. 그러나 고기가 들어가는 공간과 밥이 들어가는 공간이 따로 있기 때문에 고기를 먹은 후 꼭 밥을 먹어야겠다는 사람이 있다면 필로의 방법을 권하고 싶다. 직업상 보통 사람보다 고기를 먹는 횟수가 많을 수밖에 없는 필로는 고기를 구우면서 동시에 된장찌개를 같이 먹는다. 그러면 과식을 피하면서도 고기와 밥을 동시에 즐길 수 있다.

현대인에게 있어 비만이 문제가 되는 이유는 비만이 당뇨병이나 고지혈증 또는 동맥경화와 같은 거의 모든 성인병을 유발하는 주요인이 되기 때문이다. 이러한 비만은 지속적으로 행해지는 나쁜 습관 때문에 발생한다고 할 수 있는데, 특히 나쁜 식습관이 결정적인 원인이 된다. 야식이나 간식을 즐기는 사람은 비만과 멀어질 수 없고 식사가 불규칙하거나 폭식, 편식을 하는 사람도 비만과 친구가 되기 쉽다. 또한 만성적인 운동부족도 비만의 주요인인데, 우리 몸에 섭취되는 에너지가 소비되는 에너지보다 많으면 지방으로 축적되기 때문이다. 필요 이상으로 많이 섭취되는 영양분은 중성지방이 되어 주로 피하지방이나 내장지방으로 축적된다. 따라서 고기를 전혀 먹지 않아도 다른 것을 많이 먹으면서 운동을 하지 않으면 배가 나오고 피둥피둥 살이 찌는 것을 피할 수 없다.

식사를 통해 필요 이상으로 섭취된 여분의 지방이나 당분은 모두 아세틸코에이Acetyle-CoA라는 물질을 통해 중성지방이 되어 지방세포에 축적된다. 다시 말하면 고기를 많이 먹지 않아도 당분이 많은 식품을 지속적으로 먹으면 과도한 지방의 축적이 이루어진다. 어린 아이들이 설탕이 들어간 과자류를 습관적으로 섭취하는 것은 소아비만의 주요 요인이다. 더 심각한 문제는 과다한 당분의 섭취가 고지혈증과 높은 상관관계가 있다는 점이다. 따라서 어떻게든 당분의 섭취를 줄이는 다양한 노력이 필요한데, 당분들 중에서도 특히 설탕이 중성지방으로 전환되는 요주의 물질이다. 그러나 전분은 에너지가 과잉인 경우를 제외하고는 중성지방으로 거의 전환되지 않는다. 그러므로 우리 아이들을 비만하게 키우지 않기 위해서는 고기를 끊을 것이 아니라 달콤한 과자류를 먹이지 말고 밥을 많이 먹여야 한다.

그러고 보니 비만한 미국사람들은 고기만 많이 먹는 것이 아니라 달콤한 것도 엄청 많이 먹는다.

필로가 아내와 뜨겁게 연애를 하던 시절에 아내의 눈에는 필로가 그렇게 멋있어 보였단다. 그때는 필로의 다리가 그렇게 짧은 줄도 몰랐었고 엉덩이가 그렇게 큰 줄도 몰랐었단다. 아내의 눈에는 필로가 세상에서 제일 잘 생긴 남자로 보였다는데, 무엇보다 필로가 일에 골몰히 집중하고 있는 눈빛을 보고 있노라면 너무나 샤프해 보이고 그렇게 멋져 보였단다. 그러나 결혼을 하고 아이들을 낳아 키우면서 아내의 눈에 씌워졌던 콩깍지가 흐르는 세월에 벗겨지고 나니, 필로가 더 이상 멋진 남자로 보이기는커녕 짧은 다리가 휘기까지 했다는 것조차 발견했단다. 더군다나 축구중계에 푹 빠져

집중해서 보고 있는 필로의 눈빛을 보고 있노라면 한심하기 그지없다고 한다. 특히 자기는 밥하고 청소하고 아기보고 빨래까지 동시에 정신없이 하고 있는데 도와주기는커녕 되지도 않는 논문을 쓴다고 집중하고 있을 때는 원수가 따로 없단다. 이제 아내의 눈에는 한 가지 일에 집중을 하면 다른 일에는 신경을 못 쓰는 필로가 더 이상 샤프해 보이지도 않고 멋있어 보이지도 않는가 보다.

필로는 아직도 남자로서 멋진 장점이 많이 있다고 생각한다. 그러나 아내의 눈에는 필로의 그 작고 작은 단점이 너무나 많고 많은 장점을 가리고 있는 것 같아 필로는 너무너무 억울하다. 그런데 이런 억울함은 21세기 대한민국의 고기도 똑같이 느끼고 있다.

고기가 건강하고 풍요로운 삶을 위해 꼭 필요한 식품임에도 불구하고 최근 많은 사람들로부터 외면당하고 있는 가장 큰 이유는 고기 속에 들어 있는 지방 때문이다. 현대인에게 있어 고기의 지방 즉, 동물성 지방은 비만의 주범으로 지목받고 있으며 각종 성인병의 원인으로 지적되고 있다. 하지만 앞에서도 설명한 바와 같이 이는 미국인들처럼 동물성 지방을 과도하게 섭취하는 경우에 해당되며, 오히려 채식 위주의 식사를 하는 우리나라 사람들은 동물성 지방의 섭취를 늘려야 할 필요가 있다. 특히 50세 이상의 성인이나 어린 아이들의 경우에는 건강을 위해서, 또는 정상적인 성장을 위해서 동물성 지방의 섭취를 제한하는 것은 매우 바람직하지 않다.

채식주의자들이나 채식의 장점만을 강조하는 과학자들은 동물성 지방의 섭취가 동맥경화와 관련된 각종 성인병의 원인이라고 주장하는데, 그들이 그렇게 주장하는 과학적인 이유는 두 가지가 있다. 대부분의 식물성 식품에는 콜레스테롤이 존재하지 않는 반면 고기 속에는 높은 농도의 콜레스테롤이 존재하고 있고, 고기의 포화지방산이 혈중 콜레스테롤 수치를 상승시킨다는 점이다. 얼핏 이 같은 사실을 처음 접하면 정말 고기가 현대인의 콜레스테롤과 관련된 성인병의 원인처럼 느껴진다. 하지만 이는 과학적으로 신뢰성이 매우 부족한 미완의 연구 결론들일 뿐이다.

7장과 8장에서 자세히 설명하겠지만, 고기 속에 많이 존재하고 있는 포화지방산인 스테아린산은 HDL(고밀도 리포단백질)은 상승시키고 LDL(저밀도 리포단백질)은 감소시켜 혈중 콜레스테롤 수치를 낮추는 역할을 한다. 이와 반대로 야자유나 대두유 같은 식물성 기름은 포화지방산으로 이루어져 있기 때문에 혈중 콜레스테롤의 수치를 증가시킨다는 많은 연구결과들이 있다.

　더욱이 최근에는 소고기와 돼지고기에 가장 많이 들어 있는 단가불포화지방산인 올레산도 LDL의 수치를 감소시키는 작용을 한다는 사실이 밝혀지면서 고기 속에 존재하는 지방산들이 콜레스테롤과 관련하여 건강에 유해하기보다는 혈관 건강에 좋은 영향을 미친다는 것이 과학적으로 증명되었다. 그러니 이제 채식주의자들이나 채식만을 강조하는 과학자들은 육식이 건강에 유해하다는 과학적인 증거를 고기의 지방이 아닌 다른 것에서 찾아야 할 것으로 보인다.

　비만 인구가 많은 미국의 경우 하루에 섭취하는 칼로리의 40% 이상을 지방으로 섭취하기 때문에 10명 중 3~4명이 심장병과 같은 순환기계통의 질환으로 사망하며 사망 원인 중 1위를 기록한다. 사망률 2위는 대장암과 같은 암이 차지하고 있다. 이러한 현상은 분명 동물성 지방을 과다하게 섭취하는 미국인들에게는 충분히 가능한 일이라고 여겨진다. 그러나 우리나라의 경우 암이 사망률 1위이며 순환기계통의 질환으로 사망하는 비율은 미국의 절반도 되지 않는다. 따라서 미국의 영양학자들이 동물성 지방의 섭취를 줄이라고 경고하는 것을 우리나라에 그대로 적용하는 것은 매우 적절치 않다. 필로의 주장은 비만한 미국인들은 하루에 섭취하는 칼로리 중 지방으로 섭취하는 비율을 30% 미만으로 줄여야 하는 반면, 우리나라 국민들은 20% 이상으로 높이는 것이 바람직하다는 것이다.

한국인의 영양소별 섭취에너지 비율에 근거하면 탄수화물 65%, 단백질 15%, 지방 20%가 이상적인 비율이다. 그러나 우리나라 국민들의 평균 지방섭취량은 19% 정도이며, 특히 50세 이상의 중장년층의 지방섭취 비율은 14% 미만으로 알려져 있다.

근래 우리나라에서도 채식 열풍이 불면서 식단을 채식 위주로 전환하려는 사람들이 많이 생겼는데, 특히 건강에 관심이 많은 중장년층이 더욱 열성적이어서 우려스러운 일이 아닐 수 없다. 대한민국의 중장년층은 현재도 지방섭취가 부족한데 채식 위주로 식단을 전환할 경우 영양불균형이 초래될 것이 불을 보듯 뻔하기 때문이다. 조금만 관심을 가지고 생각을 해보면 우리나라처럼 채식을 잘 하고 있는 나라가 그리 많지 않다는 것을 알 수 있다. 그런 우리가 언제부터 고기를 그렇게 많이 먹었다고 고기를 줄이고 채식 위주로 식단을 바꾼다는 말인가?

필로의 주장은 이렇다. 고기의 지방에 대한 오해와 편견 때문에 고기의 섭취를 줄이고 양질의 단백질 공급을 줄인다는 것은 건강을 해치겠다는 것과 다를 바가 없다. 단백질은 우리의 몸을 구성하는 기본적인 성분으로, 만약 부족하면 다양한 감염증과 싸워 이겨낼 수 없고 혈관의 탄력성도 잃게 된다. 즉, 고기의 섭취가 부족해지면 각종 감염증 질환이나 뇌졸중과 같은 뇌혈관 질환에 걸리기가 쉽다. 따라서 고기의 지방을 우려하여 고기의 섭취를 꺼리는 것은 구더기가 무서워 장을 못 담그는 것과 같은 꼴이다. 고기의 지방을 걱정하기보다는 섭취하는 총 식사량을 줄이는 것, 야식이나 간식을 끊는 것, 스낵류의 과자나 당분이 많이 들어 있는 음료수를 끊는 것, 레토르트 식품과 같은 간편식품의 섭취를 끊는 것 등에 관심을 가지는 것이 현명하다고 필로는 생각한다.

필로의 아내가 필로의 단점으로 지적한, 한 가지 일에 집중하면 다른 일에는 신경을 못 쓰는 것은 원래 필로를 멋있게 보이게 만들었던 장점이었다. 그러나 단점이 되어버린 그 장점 때문에 필로의 다른 많은 장점들이 무시되고 있는 것처럼 고기의 지방이 그렇다. 동물성 지방의 섭취가 극도로 부족했던 우리나라 사람들에게 삼겹살과 같이 지방 함량이 많은 부위의 고기는 너무나 훌륭한 동물성 지방의 공급원이었다. 그러나 물에 빠진 사람을 구해줬더니 보따리 내놓으라는 식으로 이제는 그 지방 때문에 고기 먹는 것을 꺼리는 분위기다. 지방보다 콜레스테롤은 더 억울하다. 사람은 콜레스테롤 없이는 생명을 유지할 수 없으며, 뇌를 구성하는 가장 많은 물질도 콜레스테롤이다. 그러한 콜레스테롤이 잘못된 정보들로 인해 건강에 나쁜 물질로 오해받고 있는 것이 안타깝다. 9장과 10장에서 자세히 살펴보겠지만, 고기 속에 들어 있는 콜레스테롤은 건강에 위해하지 않으며 보통 사람들이 상식처럼 알고 있는 '동물성 지방은 나쁘고 식물성 지방은 좋다'는 말도 단순한 편견에 지나지 않는다. 오히려 지금까지 건강에 나쁜 단점으로 취급받고 있는 고기의 지방과 콜레스테롤은 신체 유지에 필수적이며 인간의 장수에 공헌하고 있다는 장점을 더 많이 가지고 있다.

고기를 먹어야 오래 살 수 있다

요즘 필로는 뒤늦게 본 막둥이 아들의 재롱을 보면서 오래 살아야겠다는 생각을 자주하곤 한다. 아마도 필로뿐만 아니라 대부분의 사람들이 장수에 대한 욕망을 가지고 있을 것이다. 인간의 장수에 대한 꿈은 아득한 옛날에도 있었고, 그 꿈을 실현하기 위한 노력은 인류의 역사 속에서 끊임없이 지속되어 왔다고 할 수 있다. 우리나라도 지난 반세기 동안 산업의 발달과 함께 경제가 발전하면서 국민의 평균수명이 놀라울 만큼 증가되었다. 그러나 가까운 나라 일본에 비하면 아직도 모자람이 많은데, 세계 제1의 장수국으로 도약한 일본의 경우를 잘 벤치마킹하면 우리도 장수국의 대열에 합류할 수 있을 것으로 생각한다.

일본 후생성의 발표에 따르면 일본인들의 평균수명은 남녀 모두 80세 이상으로 매년 증가하는 것을 알 수 있다. 이러한 일본도 1930년까지만 하더라도 평균수명이 50세 이하였다. 그러면 어떻게 일본은 불과 수십 년 사이에 세계 제1의 장수국이 되었을까? 물론 다들 짐작하겠지만 정답은 일본인들의 고기섭취량이 수십 년 사이에 급격히 증가하였기 때문이다. 이 같은 사실은 우리나라도 고기를 더 많이 먹어야 한다고 믿는 필로의 주장이 아니고, 일본 과학자들의 연구결과 그들 스스로가 내린 결론이다.

일본도 제2차 세계대전이 끝나고 1950년대 초까지만 하더라도 영양실조와 결핵 등으로 사망하는 사람이 많았다. 그러나 경제가 점차 회복되고 생활이 풍족해지면서 결핵 등과 같은 질병의 감염률이 급감하였고, 여기에 식생활의 패턴이 영양식으로 전환되면서 평균수명이 눈에 띄게 증가하였다. 즉, 일본 전통의 '밥과 된장국' 일변도의 식단에 고기나 계란 또는 유제품 등과 같은 동물성 단백질 식품이 오르기 시작한 것이 평균수명의 연장에 결정적인 역할을 하였다.

일본인들의 평균수명이 급격히 증가한 이 기간 동안 일본인들이 섭취한 식품군들의 섭취경향을 살펴보면 육류나 유제품 같은 동물성 식품의 섭취량은 눈에 띄게 증가한 반면, 고구마, 콩, 쌀과 같은 식물성 식품의 섭취량은 감소하였다. 이 같은 현상은 동물성 식품의 섭취가 감염성 질병의 감소, 체위의 향상 및 수명연장의 직접적인 원인이라는 것을 잘 반증한다. 일본의 과학자들도 영양학, 면역학, 의학 등의 다방면에서 동물성 식품, 특히 고기가 일본인의 건강에 크게 공헌하고 있음을 과학적으로 증명하고 있다.

고기를 포함한 동물성 식품의 섭취량이 증가하면 수명이 연장된다는 것은 일본뿐만 아니라 우리나라를 포함하여 여러 나라에서도 나타난 현상이다. 일찍이 장수국의 반열에 오른 유럽의 여러 나라들도 산업혁명 이전에는 여러 가지 감염증 질병으로 일찍 죽는 사람들이 많았는데, 산업혁명 이후 고기의 섭취가 충분해지면서 감염증 질병으로 죽는 사람들의 수가 급감하였고 그 결과 평균수명도 크게 연장되었다. 산업혁명 이전에는 대부분의 서민들이 곡류를 원료로 한 빵과 같은 식품으로 식사를 하였고 충분하지 못했던 육류는 특별한 날에만 먹었기 때문에 동물성 단백질의 섭취가 부족하여 여러 가지 감염증 질병에 쉽게 노출되었다. 그러나 산업의 발달로 육류의 공급이 충분해지자 양질의 동물성 단백질의 섭취도 많아졌고, 이에 따라 체내 면역력이 증가되어 감염증 질병을 쉽게 극복하게 되었다. 요즘도 고기의 섭취량이 부족한 많은 개발도상국들이나 후진국들은 동물성 단백질의 섭취가 충분하지 않기 때문에 면역력이 약하고 감염증의 이환율이 높은 실정이다. 많은 과학자들은 이들 나라들의 평균수명이 짧은 결정적인 원인은 고기섭취량이 부족하기 때문이라고 지적하고 있다.

조금만 생각을 해보면 우리나라도 이와 같은 현상을 똑같이 경험했다. 해방 이후 한국전쟁을 겪으면서 피폐해질 대로 피폐해진 대한민국에는 고기는커녕 먹을 것도 제대로 없었고 각종 질병이 만연하여 유아의 사망률이 매우 높았다. 그러나 박정희 정권에 의해 시작된 경제개발 이후, 경제가 급속하게 부흥되었고 같은 시기에 감염성 질병도 급격하게 감소하였다. 이는 서민들의 생활에 여유가 생겨 고기, 계란, 우유와 같은 동물성 식품의 섭취가 증가하면서 양질의 단백질이 면역력을 높여 몸을 튼튼하게 한 결과이다.

고기 속에 들어 있는 양질의 동물성 단백질은 콩이나 쌀의 식물성 단백질과 비교하여 인체에 꼭 필요한 필수아미노산이 균형 있게 들어 있기 때문에 고기를 먹으면 각종 질병에 대한 저항력이 높아진다. 더구나 고기의 단백질은 아미노산의 조성이 우리 인체 속 아미노산의 조성과 흡사하여 식물성 단백질에 비해 쉽게 소화되고 흡수된다. 이러한 이유 때문에 고기를 구성하고 있는 육단백질을 양질의 단백질이라 하는데, 이 양질의 단백질은 체내 면역기능을 높여 세균이나 바이러스의 공격을 막아내 감염증 질병에 걸리지 않게 한다.

고기를 먹어야 장수한다는 것을 이야기할 때 꼭 빼놓지 않는 것 중 하나가 뇌혈관 장애의 감소이다. 필로의 아버지도 환갑을 지나고 조금 있다가 중풍으로 돌아가셨는데, 소위 중풍으로 더 잘 알려진 뇌졸중이나 뇌혈관성 치매 같은 뇌혈관 장애로 인한 질환은 오랫동안 우리나라 사람들의 사망원인 1위를 차지하였다. 그러나 동물성 단백질의 섭취가 충분해진 근래에는 뇌혈관 질환이 사망원인 1위의 자리에서 물러났고 암이 사망원인 1위가 되었다. 여기서 주목할 점은 동물성 단백질의 충분한 공급은 뇌혈관 장애를 감소시킨다는 것인데, 이는 양질의 단백질이 혈관벽을 튼튼하게 만드는 것과 연관이 있다.

일반적으로 뇌혈관 질환은 고혈압과 상관관계가 높은 것으로 알려져 있다. 그런데 보통 사람들은 고혈압의 원인이 육류나 동물성 식품에 들어 있는 콜레스테롤이 혈관벽 안쪽에 침착하여 혈류의 흐름을 방해하기 때문이라고 생각한다. 따라서 콜레스테롤의 섭취를 줄이면 즉, 고기를 대표로 하는 동물성 식품의 섭취를 줄이면 고혈압을 방지하여 뇌졸중과 같은 뇌혈관 장애를 막을 수 있다고 한다. 그러나 이 말은 적어도 미국 사람들처럼 고기를 많이 먹는 사람에게는 맞는 말이지만 우리나라 사람들에게는 해당되지 않는다. 특히 노인들의 중풍과는 매우 거리감이 있는 주장이다.

우리나라 노인들의 뇌졸중은 혈관벽에 침착한 콜레스테롤 때문에 혈압이 상승하고 뇌혈관이 터져 발생하는 것이 아니고, 주로 동물성 단백질의 섭취부족으로 혈관벽이 약해진 결과 발생하게 된다. 이런 이유로 우리나라 노인들은 뇌졸중과 같은 뇌혈관 질병에 걸리지 않기 위해서 양질의 단백질이 풍부한 고기를 많이 먹어야 한다. 장수국 일본에서도 최고의 장수촌으로 알려진 오키나와의 경우 1인당 평균 돼지고기의 소비량이 년 70kg 이상인 점을 우리나라 노인들은 주목할 필요가 있다. 이 밖에도 고기를 먹으면 장수하는 이유가 많이 있지만 다음 장에서 보다 자세히 설명하기로 하겠다. 단, 여기서 한 가지 꼭 짚고 넘어가야 하는 것은 많은 채식주의자들의 주장처럼 고기를 끊고 채식을 하면 건강해지는 것이 아니라 수명이 짧아진다는 사실이다. 특히 동물성 단백질의 공급을 완전히 끊는 완전채식은 죽음으로 빨리 가는 좋은 방법이라고 할 수 있다. 현대의 영양학은 식물성 단백질에는 필수아미노산이 2개나 부족하기 때문에 인체가 필요로 하는 단백질의 합성을 제대로 이행할 수가 없다는 것을 잘 증명하고 있다. 즉, 콩은 식물성 단백질의 가장 좋은 공급원으로 알려지고 있는데, 만약 콩만 계속 먹는다면 우리 몸은 단백질의 합성이 제대로 이루어지지 않기 때문에 세포가 죽은 자리에 새로운 세포가 대체될 수 없을 뿐만 아니라 몸의 기능을 유지하는 각종 효소나 호르몬 등의 공급도 비정상적이 된다. 다시 말해 죽는다는 말이다. 따라서 필로의 결론은 이렇다. 완전채식을 하면 빨리 죽지만 고기를 먹으면 장수한다.

Part 2

건강한 인생을
위하여

균형과 절제 있는 식사가 중요

필로네 집에 막둥이 아들이 태어난 후, 필로는 아내로부터 완전히 소외받는 찬밥 신세가 되어 버렸다. 특히 요즘 막둥이가 기기 시작하면서 아내의 모든 관심이 온통 그 놈에게 쏠려 있는 바람에 먹는 것, 입는 것, 자는 것까지 필로는 이 눈치 저 눈치 보기 바쁘다. 이러다 보니 필로는 집에서 보고 싶은 TV도 마음대로 볼 수 없으며 취미생활도 마음껏 할 수 없는 불쌍한 지경에 이르렀다. 필로가 아내의 사랑을 놓고 막둥이 아들을 질투하는 것은 아니지만, 필로의 집이 더욱 평화롭고 번영하기 위해서 아내는 막둥이를 향한 전폭적인 사랑을 절제하고 가족 구성원 전원에게 균형 있는 사랑을 베풀어야 한다. 즉, 집안의 평안을 위해서는 균형과 절제가 있는 사랑이 중요하다는 말이다.

우리 몸도 마찬가지이다. 아무리 몸에 좋은 것이라 할지라도 과하면 오히려 몸에 해를 끼치게 된다. 그래서 운동도 지나치지 않게 적당히 해야 하고, 먹는 것도 골고루 적당히 먹는 것이 건강을 위해 참으로 중요하다. 특히 먹는 것은 과해서 좋을 것이 하나도 없으며, 특정 음식을 편식한다거나 또는 절식하는 것은 바람직하지 않다. 태초에 하나님이 인간을 하나의 위를 가진 잡식동물로 만들었기 때문에 위가 4개인 반추위를 가진 초식동물처럼 채식만 하거나 또는 육식동물처럼 육식만 해서는 건강하게 살아갈 수 없다. 건강한 육체를 위해서는 밥, 고기, 생선, 야채 등 모든 식품을 골고루 섭취하는 것이 바람직하다. 건강을 위해서는 균형과 절제 있는 식사가 중요하다는 말이다.

미국에 폴링 박사Dr. Linus Pauling라는 유명한 과학자가 있었다. 폴링 박사는 1954년에 노벨화학상, 1962년에 노벨평화상 등 2개의 노벨상을 받은 것으로 유명하지만, 그를 더욱 유명하게 만든 것은 비타민 C였다. 폴링 박사는 1970년에 '비타민 C와 감기'라는 책을 발간한 후, '비타민 C의 아버지'라 불릴 정도로 비타민 C를 전세계에 만병통치약처럼 통용시킨 장본인이다. 그의 주장에 따르면 비타민 C는 수용성 항산화제로써 활성산소를 소거하는 능력이 있고 면역력을 향상시키기 때문에 감기예방뿐만 아니라 심장병, 뇌졸중, 암과 같은 질병의 유발을 억제한다고 하였다. 그래서 그는 자신이 직접 매일 3,000mg의 비타민 C를 복용했으며 나중에는 13,000mg까지 섭취하였다. 하지만 하루에 비타민 C를 10,000mg 이상 복용하면 암을 억제한다고 주장하던 그도 1994년 암으로 세상을 떠났다.

최근의 많은 연구들에 따르면 폴링 박사가 주장했던 비타민 C의 효능은 너무나 많이 과장되었음이 속속 밝혀지고 있다. 심지어 비타민 C를 다량 복용하는 것이 암은커녕 감기예방에 효과가 있다는 것조차 사실이 아닌 것으로 밝혀졌다. 그래서 많은 과학자들이 비타민 C를 하루에 200mg 이상 복용하는 것은 '비싼 오줌을 만드는 가장 좋은 방법'이라고 비아냥대면서, 하루에 사과 하나를 먹는 것이 비타민 C를 섭취하는 가장 좋은 방법이라고 권장한다. 사과 하나에는 소화흡수율이 최적인 비타민 C 100mg 내외가 들어 있는데, 공인된 성인의 하루 권장 섭취량이 70mg인 것을 보면 적당한 양이다. 한 과학자의 잘못된 믿음과 주장 때문에 얼마나 많은 사람들이 비싼 오줌을 만들었는지, 아니 지금도 만들고 있는지를 보여주는 좋은 실례라고 할 수 있다.

지금으로부터 이십 년 전쯤에 우리나라에는 이상구 박사라는 사람이 있었다. 미국에서 건너온 이상구 박사는 기름기 없는 핼쑥한 얼굴로 TV에 나와 '엔돌핀 이론'을 설파하며 대한민국에 건강열풍을 일으켰다. 그런데 문제는 엔돌핀까지는 좋았는데 건강하기 위해서는 육식을 금하고 채식 위주의 식사를 해야 한다고 주장하면서 큰 파장을 일으켰고, 그 덕분에 한동안 우리나라에서는 고기가 팔리지 않았다. 훗날 미국에서 건너온 그 핼쑥한 얼굴의 이상구 박사가 의사는 맞는데 박사학위가 있는 진짜 박사인가에 대한 논란이 분분했고, 전통 기독교에서 이단으로 분류하는 제칠일안식교인으로서 육식을 금하는 교리에 따라 채식을 하는 채식주의자라는 사실이 밝혀져 또 한번 화제가 되기도 하였다.

아무튼 당시 우리나라 국민들의 연간 1인당 육류소비량이 15kg을 조금 넘는, 지금의 절반 수준밖에 되지 않는 시절에 고기를 먹으면 건강에 좋지 않다고 하였으니 지금 생각해 보면 충격적인 사건이라고 할 만하다. 그러나 속성상 충격적인 것을 좋아하는 언론은 연간 1인당 120kg의 육류를 먹는, 그래서 비만한 미국에서 건너온 이상구 박사의 주장을 마치 과학적으로 검증된 사실인 것처럼 아무런 여과 없이 우리 사회에 전파시켰고, 우리나라 사람들은 그것을 믿었다.

그러고 보면 우리나라는 과학적인 것을 매우 신뢰하는 사회처럼 보인다. 그러나 반대로 과학적으로 전혀 검증되지 않은 돌팔이 이론들도 쉽게 수용될 수 있는 이중성을 가지고 있는 것 같다. 지금도 수많은 민간요법들이 과학적으로 들리는 각종 설명과 함께 우리 사회에서 통용되고 있는데, 이러한 우리 사회의 특성은 먹는 것으로 건강을 지키려는 전통적인 습성에 기인한다. 이러한 이유 때문에 폴링 박사의 비타민 C나 이상구 박사의 채식주의 등과 같은 이론들이 너무나 쉽게 유행처럼 번지고, 그에 따른 많은 사회적 문제를 만들어내기도 한다.

최근에 이상구 박사는 20년 만에 다시 TV에 나타나 이번에는 '유전자 건강법'이라는 이론을 설파하면서 '뉴스타트 운동'을 펼치고 있는데, 채식 위주의 식단이 건강식이라고 주장하는 뉴스타트 운동이라는 것도 관심을 가지고 살펴보면 제칠일안식교를 전파하기 위한 도구에 지나지 않는다.

필로는 우리가 믿는 과학이라는 것도 결국 믿음의 선택이라고 생각한다. 따라서 이상구 박사가 주장하는 고기가 전혀 없는 채식 위주의 식단을 건강식이라고 믿을 것인지, 아니면 필로가 주장하는 고기, 생선, 야채 등이 골고루 들어 있는 식단을 건강식이라고 믿을 것인지는 선택의 몫이다. 어떤 것이 더 과학적인지는 그 믿음에 따라 달라질 것이기 때문이다.

필로는 채식주의의 위험성을 경고하면서 균형과 절제가 있는 식사를 권장한다. 만약 콜레스테롤이 걱정되어 고기의 섭취를 줄이거나 중단하면 인간의 몸은 단백질 부족에 빠져들 수밖에 없다. 또 고기 속의 지방 때문에 비만이나 고지혈증이 걱정되어 고기의 섭취를 줄이면 지용성 비타민 A나 D, 특히 항산화 효과가 높은 비타민 E 등이 부족해질 수 있다. 만약 생선을 적게 먹어 생선유래 지방산이 부족해지면 우리 몸은 리놀산계의 지방산에서 생성되는 생리활성물질의 역할이 제대로 수행되지 않는다. 이처럼 여러 식품으로부터 얻는 영양소들은 단독으로 작용하지 않으며 체내에서 복잡한 상호작용을 반복하면서 다양한 역할을 수행하기 때문에 만약 다양한 영양성분의 섭취가 제대로 이루어지지 않으면 건강을 유지하기가 어렵다. 즉, 육식을 하지 않는 극단적인 채식으로는 절대로 건강을 유지할 수 없으며, 다양한 종류의 식품으로 영양균형을 맞춘 식단만이 건강을 지키는 훌륭한 식단이라 할 수 있다.

고기의 지방은 건강의 동반자

결혼 전 필로의 아내는 필로의 유
머를 너무나 재미있어 했다. 필로가 조금만 웃겨 주어도 호호
호 하면서 많이 웃었고, 그러면 필로는 그녀를 더욱 웃겨주기
위해 갖은 노력을 다했다. 분명 아내는 그녀를 재미있게 해주
는 필로의 매력에 푹 빠져 필로와 결혼했을 것이다. 그러나 결
혼 후 달콤한 연애가 일상 생활이 되자 아내는 필로의 유머를
더 이상 재미있어 하지 않았다. 오히려 필로가 재미있는 말이
나 웃기는 행위라도 하면 즐겁게 웃기는커녕 남자가 너무 가볍
다고 핀잔을 주곤 한다. 이제 그녀는 그녀를 재미있게 해주기
위해 웃기는 필로가 싫어진 탓이다. 하지만 어쩌랴. 그렇다고

원래부터 유머감각을 타고 난 필로와 결혼하여 아이들까지 낳고 사는데, 웃긴다고 이혼할 수는 없는 것 아닌가. 그냥 웃기는 필로의 유머를 즐기며 너무 지나치다 싶을 정도로 필로가 가볍게 느껴지면 살살 달래가며, 그렇게 사는 것이 현명하지 않겠는가?

　사람들이 고기를 먹는 것은 무엇보다 맛이 있기 때문이다. 고기의 맛은 일차적으로 지방에서 오며, 그래서 지방이 많은 고기가 더 맛있게 느껴진다. 그런데 사람들은 고기의 지방 때문에 고기가 맛있어 먹었으면서 이제는 그 지방이 걱정되어 고기 먹는 것을 꺼리고 있다. 그러나 사람들이 걱정하는 고기의 지방이 건강에 나쁘다는 것은 사실이 아니다. 이 같은 잘못된 정보는 육식의 유해성을 주장하기 위해 만들어낸 것으로, 특히 지방을 미국처럼 과도하게 섭취하였을 때 발생할 수 있는 일들을 과장되게 전파시킨 결과이다.

　현재 대한민국은 고기를 많이 먹지도 않으면서 고기를 과도하게 많이 먹는 나라처럼 고기의 지방을 걱정하고 있으며, 이 때문에 고기를 즐기지 못하고 있는 안타까운 현실에 처해 있다. 만약 고기의 지방이 건강에 해롭지 않다면, 아니 오히려 건강에 이롭다면 분명 사람들은 지금보다 훨씬 편한 마음으로 고기를 즐기게 될 것이라 생각한다. 그렇게 맛있는 고기의 지방을 즐기며 너무 지나칠 정도로 많이 먹는 것 같으면 조금 줄여가며, 그렇게 사는 것이 현명하지 않겠는가?

누가 어떻게 퍼트렸는지 모르지만 '동물성 지방은 나쁘고 식물성 지방은 좋다'는 것은 분명 사실이 아니다. 우리가 먹는 지방은 식물성이든 동물성이든 모두 지방산이 주성분으로, 지방산은 화학적 구조의 차이에 따라 포화지방산(S), 1가불포화지방산(M) 및 다가불포화지방산(P)의 3가지로 구분된다. 지방산을 구분할 때 일반적으로 사용하는 S, M, P는 각각 Saturated fat, Mono-unsaturated fat 및 Poly-unsaturated fat의 머리글자를 딴 약식기호로 지방산의 구성 비율을 표기할 때 많이 사용한다. 식물이든 동물이든 많이 함유되어 있는 지방산을 살펴보면 포화지방산은 팔미트산과 스테아르산이고, 1가불포화지방산은 올레산이다. 다가불포화지방은 식물류에 주로 많이 함유되어 있으며 리놀레산과 리놀렌산이 대표적이다. 소고기와 돼지고기에 가장 많이 함유되어 있는 지방산은 1가불포화지방산인 올레산이고, 다음으로 포화지방산인 팔미트산과 스테아르산이다. 돼지고기에는 다가불포화지방산인 리놀레산이 약간 들어 있다. 다가불포화지방산인 리놀레산은 옥수수기름, 면실

유, 대두유와 같은 식물성 기름에 많이 함유되어 있다. 생선의 지방에는 DHA나 EPA 같은 지방산이 함유되어 있는데, 이것들도 다가불포화지방산이다. 이처럼 다가불포화지방산이 고기에는 적으며 식물이나 생선에 많이 있기 때문에 고기의 지방이 건강에 좋지 않다고 알려졌으나 최근의 연구결과들은 이를 완전히 부인하고 있다. 대부분의 영양학자들은 특정 지방산 위주로 편향되게 섭취하는 것은 바람직하지 않으며 다양한 식품을 통해 S : M : P의 비율을 1 : 1.5 : 1로 섭취하는 것이 건강상 바람직한 지방의 섭취방법이라고 권장한다.

지난 수십 년 동안 우리는 동물성 식품의 포화지방이 동맥경화증과 심장 관련 질환을 유발한다는 경고를 들어왔다. 하지만 한 가지 분명히 짚고 넘어갈 문제가 있는데, 그것은 지금까지 그 어떤 과학자도 그 사실을 증명한 적이 없다는 점이다. 현대를 살아가는 우리 모두가 포화지방이 나쁘다고 알고 있는데, 놀랍게도 그 포화지방이 어떻게 우리의 건강에 나쁜지는 아무도 모른다. 만약 사람이 다른 것은 안 먹고 고기와 우유만 먹고 산다면 그런 식단은 최소한 60% 이상이 지방이고, 그 중 절반은 포화지방이 차지하게 된다. 그리고 그렇게 매일 식사를 한다면 분명 콜레스테롤과 관련하여 동맥경화가 우려되는 상황을 맞이하게 될 것이라고 대부분의 사람들은 생각한다. 그러나 케냐와 탄자니아에 거주하면서 유목생활을 하는 마사이족은 그런 식단으로도 삐쩍 말랐을 뿐만 아니라 콜레스테롤 수치도 매우 낮고 심장 관련 질환과는 거리가 먼 생활을 하고 있다. 처음에 이러한 사실이 연구결과로 보고되었을 때, 당황한 과학자들은 마사이족들이 고콜레스테롤의 발생을 억제하는 특정 유전인자를 보유하고 있다고 주장했다. 하지만 후속 연구들에서 여태껏 상식처럼 알려진 '포화지방의 섭취가 심장병을 유발한다'는 사실과는 상반된 결과가 나타났다. 결국 모든 사람들이 '진실'이라고 믿고 있던 것이 사실이 아닌 '거짓'으로 증명되었던 셈이다.

그러면 어떻게 이런 일이 벌어질 수 있었을까? 이 문제 또한 비타민 C의 경우처럼 미국의 생리학자 안셀 키즈Ancel Keys 박사가 1953년에 발표한 연구논문에서부터 시작되었다. 키즈 박사는 '아테롬성 동맥경화증, 현대인들의 건강을 위협하다'라는 제목의 연구논문을 통해 미국인들의 전체 사망률은 감소하는 반면, 심장질환으로 인한 사망률은 증가하고 있으며 지방의 섭취와 심장질환 사이의 연관성이 높다고 밝혔다. 그는 미국, 캐나다, 호주, 영국, 이탈리아, 일본 등 6개 국가를 대상으로 한 조사에서 미국인들의 지방 섭취량이 가장 많고 심장질환 관련 사망률도 가장 높은 반면, 일본인들의 지방 섭취량이 가장 낮고 심장질환 관련 사망률도 가장 낮았다고 보고하였다. 그러면서 지방 섭취가 심장 관련 질환을 유발한다는 것을 공공연한 가설로 만들었다. 많은 사람들은 그 가설이 그럴듯해서 믿기도 했지만, 반대로 많은 과학자들로부터 비판을 피할 수 없었다. 즉, 키즈 박사가 지방섭취와 심장질환으로 인한 사망률 사이의 상관관계만 보고했을 뿐 과학적이고 명확한 원인관계에 대해서는 증명하지 못한 점이 결정적으로 지적되었다. 또 미국인들이 일본인들에 비해 지방을 많이 섭취한 것이 심장질환의 원인이 될 수도 있겠지만, 동시에 미국인들이 훨씬 많은 설탕과 빵을 섭취한 것이나 오랜 TV시청도 높은 심장질환 발생의 원인이 될 수 있다는 주장이 제기되었다.

그러나 키즈 박사의 주장에 과학적인 오류가 많았음에도 불구하고 미국심장협회와 언론매체는 지방을 많이 섭취하면 심장질환으로 사망할 확률이 높아진다고 강조하였다. 미국은 미국이 세계에서 심장질환이 가장 많이 발생하는 국가가 된 것에 대한 원인을 밝혀 자국민에게 대안을 제시해야 했을 것이다. 이런 상황에서 키즈 박사는 자신이 커버모델로 나온 '타임'지에서 "사람들은 진실을 알아야 한다. 진실을 알고서도 자신을 죽음으로 몰아넣는 음식을 먹고 싶어 한다면 그러도록 내

버려 둬라"라고 사람들을 협박했다.

이후 키즈 박사는 1970년에 다시 미국, 일본, 이탈리아, 그리스, 유고슬라비아, 핀란드, 네덜란드 7개 국가에 대한 연구 논문을 통해 그의 가설 즉, 동물성 지방의 섭취와 심장질환으로 인한 사망률 사이의 연관성을 더욱 확실하게 주장했다. 그는 동물성 식품에 함유되어 있는 포화지방이 콜레스테롤의 수치를 상승시키고, 그 결과 심장질환을 유발한다는 결론을 내렸다. 키즈 박사의 이 논문은 그의 가설을 지지하는 많은 사람들에게 대단한 환영을 받았지만, 이 논문 또한 많은 과학적인 오류를 범하고 있었다. 사실 핀란드, 그리스, 유고슬라비아 3개국에서는 콜레스테롤과 심장질환으로 인한 사망률 사이에 상관관계가 없었으며 동부 핀란드는 서부 핀란드와 비교하여 동물성 지방의 섭취량과 콜레스테롤 수치가 거의 비슷함에도 불구하고 심장마비로 인한 사망률이 5배나 더 높고 심장질환도 2배나 더 많이 발생하였다. 게다가 더욱 결정적인 오점은 키즈 박사가 그의 논문에서 미가공 데이터를 제시하면서 연구 결과인 것처럼 꾸몄다는 것이다. 그러나 키즈 박사의 이러한 가설과 주장이 과학적으로 오류투성이임에도 불구하고 현대사회는 폴링 박사의 비타민 C가 만병통치약이라는 주장을 믿은 것처럼 키즈 박사의 포화지방의 섭취가 심장질환의 원인이라는 주장을 믿어 버렸다.

　최근의 포화지방에 대한 연구결과들은 키즈 박사의 주장이 옳지 않다는 것을 조목조목 입증하고 있다. 일반적으로 포화지방은 12가지 종류 이상이 존재하는 것으로 알려졌지만 사람들이 주로 많이 섭취하는 것은 스테아르산, 팔미트산 및 라우르산이다. 이 3가지의 포화지방이 삼겹살이나 갈비살과 같은 고기에 들어 있는 포화지방의 95%를 구성한다. 그런데 21세기의 과학은 스테아르산이 콜레스테롤 수치에 전혀 영향을 미치지 않는다는 것을 잘 증명하고 있다. 고기뿐만 아니라 코코와 같은 식물성 식품에도 많이 들어 있는 스테아르산은 우리 몸에 들어가면 불포화지방산인 올레산으로 전환된다. 올레산이 많이 들어 있는 올리브 기름이 심장 건강에 좋다는 것은 이미 잘 알려져 있는 사실이다. 따라서 현재 과학자들은 고기의 포화지방산인 스테아르산이 건강에 좋은 성분인 것으로 이해하고 있다.

　문제는 나머지 팔미트산과 라우르산인데, 이 2가지 포화지방산이 체내 콜레스테롤의 수치를 상승시키는 것으로 알려져 있기 때문이다. 그러나 이것도 보다 자세히 알아보면 문제가 되지 않는다. 이 2가지 지방산이 건강에 나쁘다고 알려져 있는 콜레스테롤인 LDL의 수치를 상승시키지만, 건강에 좋다고 알려져 있는 콜레스테롤인 HDL도 동일하게 상승시키기 때문이다. 더욱 중요한 사실은 이렇게 LDL과 HDL을 동시에 상승시키는 것이 심장질환에 걸릴 위험을 낮춘다는 점이다. LDL은 동맥혈관에 붙어 있는 플라크가 떨어지는 역할을 하고 HDL은 떨어진 플라크를 제거하는 역할을 하기 때문이다. 결국 LDL과 HDL 수치가 동시에 상승하면 혈관 내의 좋은 콜레스테롤에 대한 나쁜 콜레스테롤의 비율은 감소하게 된다. 이런 사실에 근거해 현재는 심장질환에 관한 많은 논문들이 LDL 수치만을 제시하지 않고 HDL과 LDL의 비율을 제시하고 있다.

따라서 대표적인 동물성 포화지방산인 스테아르산, 팔미트산 및 라우르산이 체내 콜레스테롤 수치를 높여 심장질환을 유발시킨다는 것은 과학적인 근거가 부족하고, 결국 고기의 섭취가 현대인의 심장질환의 원인이라는 주장은 억측에 불과하다. 그러나 미국은 키즈 박사의 가설을 지지하는 헬스전문가들의 의견을 받아들여 1977년에 '저지방 다이어트'를 전국민에게 권장하기 위해 정부정책으로 수립하였다. 동물성 지방의 섭취를 많이 할수록 심장질환으로 인한 사망률이 증가한다는 키즈 박사의 가설을 정부가 수용한 것이다. 하지만 이 '저지방 다이어트' 정책이 많은 미국인들의 식습관을 변화시켰음에도 불구하고, 이 정책은 미국의학협회 등 많은 과학단체들로부터 현재

까지 지속적인 비판을 받고 있다. 그런데 우려할 만한 것은 우리나라를 포함하여 미국의 과학문화에 지대한 영향을 받고 있는 국가들은 너무나 자연스럽게 키즈 박사의 가설을 '진실'로 받아들이고 있다는 점이다.

상술한 사실들을 토대로 고기의 지방에 대한 필로의 생각을 정리하면 이렇다. 역시 이것저것 가리지 말고 다양한 음식을 즐겁게 과식하지 않고 먹는 것이 건강에 가장 바람직하다. 특히 동물성 지방이 건강에 나쁘다는 편견을 버리고 동물성 지방이든 식물성 지방이든 스트레스받지 말고 지나치지 않게 적당량을 즐겁게 먹는 것이 중요하다. 음식을 통해 체내에 흡수된 지방산은 그 역할에도 차이가 있다. 포화지방산은 주로 에너지원 역할을 하는 반면, 불포화지방산은 세포막의 성분이 되거나 생리활성물질 역할을 하기 때문에 어떤 것은 먹으면 안 좋고 어떤 것은 많이 먹으면 좋다는 식의 생각은 옳지 않다. 둘 다 건강을 지키기 위해 꼭 필요하기 때문이다.

음식을 통해 체내에 들어온 지방은 십이지장에서 소화효소에 의해 지방산으로 분해되는데, 이렇게 분해된 지방산은 포화지방산이나 1가불포화지방산으로 만들어진다. 그러나 다가불포화지방산인 리놀레산이나 리놀렌산은 만들어지지 않으므로 꼭 음식을 통해 섭취해야 한다. 그래서 리놀레산이나 리놀렌산 같은 지방산을 필수지방산이라 부른다. 그런데 몇 년 전부터 식물추출물들이 건강에 좋다고 입소문이 나면서 식물추출물의 섭취가 유행처럼 번지고 있는데, 특히 리놀레산이 콜레스테롤을 감소시켜 동맥경화를 방지한다고 하여 성인병 예방에 리놀레산의 섭취가 권장되었다. 하지만 최근의 연구결과에 따르면 리놀레산을 너무 많이 섭취하면 오히려 건강에 바람직하지 않다는 사실이 밝혀졌다. 이는 뭐든지 과해서 좋을 게 없으며, 필수지방산이나 다가불포화지방산이라고 무조건 좋은 것이 아니라는 것을 보여주는 좋은 예라고 할 수 있다.

사실 다가불포화지방산은 구조적으로 불안정하기 때문에 산화나 변성이 포화지방산보다 쉽게 일어나는 단점도 있다. 결국 1가불포화지방산의 섭취량이 많은 것이 건강에 이롭다는 결론인데, 앞에서 소개한 것처럼 S : M : P의 비율이 1 : 1.5 : 1 정도가 가장 바람직한 지방산의 섭취기준으로 알려져 있다. 아무튼 어떤 특정한 지방을 많이 섭취하는 것은 좋지 않으며, 고기를 포함하는 다양한 음식을 통해 여러 가지 지방산을 가리지 말고 섭취하는 것이 건강에 바람직하다는 것이 필로의 결론이다.

고기의 지방을 즐겨라

이런 말이 있다. 좋은 그림과 훌륭한 선생님, 그리고 아름다운 여자는 멀리서 보아야 한다. 가까이 가면 흠이 보이고 그러면 더 이상 좋은 그림으로 감상할 수 없고, 훌륭한 선생님으로 존경할 수도 없으며, 아름다운 여자로 보이지 않기 때문이다. 그런 관점에서 보면 필로도 필로의 아내를 멀리서만 보고 즐기기만 했어야 했는데, 그때는 너무 어려 덜컹 결혼을 하는 바람에 오늘의 고난을 자초하고 말았다. 아내는 필로가 고난에 빠져 힘들어 할 때마다 "그러게 왜 얼굴만 보고 결혼을 했어?"라고 약을 올리지만, 마음이 태평양같이 넓고 현명한 필로는 이왕 이렇게 된 거 그런 아내를 미워

하지 않기로 했다. 아니, 미워하는 마음을 접고 더욱 그녀에게 가깝게 다가가 결혼 전 그녀에게서 볼 수 없었던 모든 것을 다 보고 느끼고 알게 되니, 필로의 두뇌로는 도저히 이해할 수 없었던 아내의 기괴한 행동이나 습성까지도 이제는 모두 다 이해할 수 있는 경지에 이르게 되었다. 필로의 삶이 편해졌다는 이야기다. 고기의 지방도 마찬가지이다. 단순히 고기의 지방이 건강에 나쁘다는 옳지 않은 편견을 가지고 있으면 불편한 마음으로 고기를 먹을 수밖에 없지만, 고기의 지방에 대해 더욱 자세히 알고 나면 그것이 건강에 해롭기는커녕 오히려 이롭다는 것을 알게 되어 편한 마음으로 고기를 즐길 수 있다.

동물성 지방, 특히 포화지방의 섭취가 심장질환을 유발하는 원인이라는 키즈 박사의 주장 이후, 그의 주장을 지지하는 추종자들이나 채식주의자들의 지속적인 노력으로 일반인들은 고기의 지방을 비만이나 성인병과 연관시켜 싫어하게 된 반면, 리놀레산 같은 식물성 지방산이나 DHA나 EPA 같은 생선의 지방산은 몸에 좋은 건강식품처럼 취급하게 되었다.

그런데 지방이라는 것이 지방산들로 구성되기 때문에 식물성 지방이든 생선의 지방이든 어떤 특정 지방산으로만 구성될 수는 없다. 고기의 지방도 여러 가지 지방산들의 집합체이고 식물성 지방이나 생선의 지방도 지방산들의 집합체이기 때문에 식물성 지방은 무조건 좋고 동물성 지방은 무조건 나쁘다고 하는 것은 지나친 말이 된다. 특히 지방산은 3개의 지방산이 하나의 글리세롤에 붙으면 산성부분이 중화되어 안정된 형태의 중성지방이 되는데, 대부분의 식품에 함유되어 있는 지방산들은 중성지방의 형태를 취하고 있으므로 어떤 특정 지방을 특정 지방산처럼 취급하는 것은 잘못된 것이다.

지방산에는 12가지 이상의 종류가 있다. 기본적으로 탄소와 수소가 사슬모양으로 이어진 화합물이며 한쪽에는 메틸기 CH_3-, 다른 한쪽에는 카르복실기 $COOH$를 가진 물질을 말한다. 지방산은 크게 포화지방산과 불포화지방산으로 나누며, 탄소 결합에 수소가 모두 연결되어 있어 화학적으로 안정된 것을 포화지방산이라 하고 수소가 연결된 자리에 탄소가 연결된 즉, 탄소끼리만 연결되어(탄소의 2중결합) 화학적으로 불안정한 것을 불포화지방산이라 한다. 불포화지방산은 다시 1가불포화지방산과 다가불포화지방산으로 분류하는데, 올레산처럼 탄소의 2중결합이 하나 있는 것을 1가불포화지방산이라 하고 탄소의 2중결합이 2개인 리놀레산, 3개인 리놀렌산 같은 것을 다가불포화지방산이라 한다.

포화지방산이나 1가불포화지방산은 당분이나 아미노산을

이용하여 체내에서 합성이 가능하지만, 다가불포화지방산 가운데 리놀레산이나 리놀렌산은 체내에서 합성되지 않기 때문에 꼭 음식을 통해 섭취할 필요가 있어 필수지방산이라 부른다.

지방산들은 체내에서 각각 다른 기능을 수행하는데, 포화지방산과 1가불포화지방산은 우리 몸이 사용하는 주된 에너지원 역할을 한다. 다가불포화지방산은 세포막을 구성하는 인지질의 일부로써 우리 몸을 구성하는 모든 세포에 골고루 분포되어 콜레스테롤의 대사운반, 세포막에서 나오는 신호물질 등 생리활성물질로써 중요한 역할을 수행한다. 이렇게 지방산들은 체내에서 각각 다른 역할을 수행하므로 어떤 지방산은 좋고 어떤 지방산은 나쁘다고 말할 수 없다. 우리 몸은 포화지방이나 1가불포화지방이 부족하면 기력이 떨어져 제대로 힘을 쓸 수 없으며 필수지방산이 부족하면 감염증에 대한 저항력이 떨어지고 발육장해를 일으킬 수 있기 때문이다.

그런데 우리나라는 동물성 지방과 식물성 지방을 1 : 1 정도로 잘 섭취하고 있기 때문에 비만한 미국처럼 동물성 지방의 과다한 섭취가 건강에 해롭다고 말하는 것은 좀 웃기는 말이 된다. 오히려 '식물성 지방이 몸에 좋다'라든가 '고기의 지방은 콜레스테롤의 원흉이다' 등과 같은 부정확한 정보 때문에 고기의 섭취를 기피하고 식물성 지방의 섭취에 편중하는 사회적 분위기가 더 심각한 문제이다. 그 이유는 인간은 나이가 들수록 일정량의 동물성 지방이 꼭 필요하며, 최근의 연구결과들을 통해 고기의 지방은 인간의 건강과 관련하여 지방산 조성이 매우 우수하다고 밝혀지고 있기 때문이다.

앞에서도 설명을 하였지만 동물성 지방과 식물성 지방의 다른 점은 지방산 조성의 차이라고 할 수 있는데, 고기와 같은 동물성 식품은 식물성 식품에 비해 포화지방산과 1가불포화지방산을 많이 함유하고 있다. 그런데 포화지방산은 1g에 약 9kcal의 열량을 가지는 훌륭한 에너지원이지만 섭취가 과도하게 지나치면 비만이나 고혈압의 원인이 될 수 있고, 사람들로부터 동맥경화나 심장질환 등을 유발할 수 있다고 의심을 받는다. 하지만 포화지방산 가운데 스테아르산은 혈액의 LDL을 줄이고 HDL을 증가시킨다는 것이 밝혀졌고, 팔미트산도 콜레스테롤을 상승시키는 작용을 하지 않는 것으로 구명되었다. 여기에 덧붙여 과거에는 콜레스테롤과 관련이 없는 것으로 알려졌던 올레산과 같은 1가불포화지방산도 다가불포화산인 리놀레산과 비슷하게 LDL을 감소시키는 효과가 있는 것으로 확인되었다. 이러한 최근의 연구결과들을 종합해 보면 고기의 지방을 구성하고 있는 지방산의 약 90% 이상인 스테아르산, 올레산,

팔미트산은 각각 콜레스테롤의 수치를 감소시키는 역할을 하거나 아니면 혈액의 콜레스테롤 수치에 전혀 영향을 미치지 않는다. 즉, 지금까지는 체내 콜레스테롤 수치를 상승시켜 동맥경화나 심장질환을 유발하기 때문에 나쁜 것으로 알려졌던 고기의 지방이 사실은 인간의 건강에 좋은 것으로 밝혀지고 있다.

반대로 건강에 좋다고 알려지던 식물성 지방에 대한 평가도 새롭게 이루어지고 있다. 식물성 지방에 많이 함유되어 있는 다가불포화지방산은 탄소의 2중결합이 2개 이상 있기 때문에 포화지방산에 비해 불안정하여 산화되기가 쉽다. 이렇게 산화가 일어나면 과산화지질이 생기고 이것이 동맥경화나 심장질환을 촉진시키는 인자로 작용한다. 다가불포화지방산도 6종류 이상이 있는 것으로 알려져 있는데, 특히 지금까지 건강보조식품으로 인기가 높았던 리놀레산이 문제로 지적되고 있다. 여태껏 식물성 지방에 많은 리놀레산은 콜레스테롤 저하작용이 있는 것으로 알려져 있었지만, 최근 일본에서는 10년 이상 연구 조사한 결과를 토대로 리놀레산을 많이 섭취하는 것이 오히려 동맥경화나 심근경색을 증가시킬 수 있다고 발표하였다. 이 연구에 따르면 LDL에 함유되어 있는 콜레스테롤은 지방산과 결합하여 에스테롤형이 되는데, 다가불포화지방산인 리놀레산은 쉽게 산화되고 산화된 리놀레산은 LDL 표면의 단백질을 변성시켜 혈관의 내벽에 엉겨 붙은 후 '죽상종(粥狀腫)'이라 불리는 덩어리가 된다. 이 죽상종이 동맥경화의 주된 원인이 된다고 한다. 그런데 다행히 고기의 지방은 식물성 지방이나 생선의 지방과 비교하여 다가불포화지방산이 적기 때문에 과산화지질이 생길 걱정을 할 필요가 없다. 고기의 지방이 건강에 좋다는 말이다.

다음 장에서 콜레스테롤에 대해 자세히 설명하겠지만, 고기의 지방과 콜레스테롤과의 관계도 새롭게 정립되고 있다. 일반적으로 콜레스테롤 수치가 지나치게 높으면 심근경색, 심장 질환 등의 위험이 증가하는 것으로 알려져 있다.

콜레스테롤은 크게 나쁜 콜레스테롤로 알려진 LDL과 좋은 콜레스테롤로 알려진 HDL로 분류하는데, HDL은 고밀도 리포단백질, LDL은 저밀도 리포단백질을 의미한다. LDL은 분자의 크기가 작고 조밀하여 분자 겉표면이 끈끈하기 때문에 동맥 혈관벽의 안쪽에 잘 달라붙는다. 그런데 LDL 콜레스테롤도 분자의 크기가 다양하여 일부 LDL 분자들은 크고 솜처럼 부풀어 있으며 나머지 대부분의 분자들은 작고 조밀하다. 중요한 것은 분자가 크고 부풀어 있는 LDL의 비율이 높아지면 동맥경화의 발생확률이 낮아지고, 작고 조밀한 LDL 분자들의 비율이 높아지면 동맥경화의 발생위험도 커진다는 점이다.

그런데 우리가 먹는 식단에서 탄수화물을 지방으로 대체하면, 예를 들어 밥이나 빵을 고기로 대체하면 크기가 작고 조밀한 LDL 분자의 숫자가 감소한다는 것이 최근에 확인되었다. 이 같은 발견은 고탄수화물에 저지방 식사를 하는 즉, 채식 위주의 식사를 하는 사람들에게는 대단한 경고가 될 수 있다. 탄수화물을 섭취하면서 저지방 식사를 하면 혈액 내 지방의 양은 오히려 증가하는 결과가 나타나기 때문이다. 이 같은 연구결과를 발표한 크라우스 박사는 미국의 식습관 가이드라인을 집필하는 미국건강협회 위원회의 회장직을 2번이나 역임할 정도로 존경받는 과학자이다.

필로의 생각은 이렇다. 심장질환을 초래하는 것은 동물성 지방이나 식물성 지방 같은 음식이 아니라 나쁜 생활습관이다. 몇몇 연구결과들을 살펴보면 탄수화물을 많이 섭취했지만 저지방 다이어트를 실천했던 사람들의 중성지방 수치는 감소했다. 여기서 주목할 점은 실험에 참가한 사람들이 과식하지 않았다는 점인데, 그렇기 때문에 섭취된 탄수화물이 지방으로 전환되지 않고 에너지원으로 사용되었다. 필로는 이것이 건강을 지키는 가장 중요한 체크포인트라고 생각한다. 즉, 누구든지 실제 필요한 칼로리 양보다 지속적으로 더 많이 먹으면 체중은 늘어나고, 심장질환이 발생할 위험도 높아질 수밖에 없다. 먹는 것이 포화지방이냐 탄수화물이냐가 중요한 게 아니라는 소리다. 하지만 만약 정상적인 체중의 사람이 정기적으로 운동을 한다면 어떤 음식을 얼마나 먹느냐가 중요해진다. 고기와 같은 동물성 식품으로 식사를 하는 것이 저지방에 고탄수화물 식사를 하는 사람들보다 심장질환에 걸릴 위험이 훨씬 줄어든다는 것이 최근 연구들의 결과이다. 선택은 당신의 몫이다.

콜레스테롤에 대한 편견을 버려라

결혼 전 아내를 처음 보았을 때, 필로는 순백의 천사가 지상에 내려와 살고 있다고 생각했다. 너무나 청순했던 그녀는 티끌 하나 없는 깔끔한 외모에 필로의 모든 허물을 품어줄 것 같은 따뜻하고 부드러운 눈빛을 가지고 있었다. 그런 그녀의 첫인상은 연애기간 내내 필로의 이성적 판단을 유보하게 하였고, 그것은 결혼 후에도 한동안 지속되었다. 그러나 아이들을 줄줄이 낳고 세월이 한참이 지난 지금, 천사와 같았던 그녀의 첫인상은 필로를 유혹하기 위한 일종의 사기였음이 만천하에 드러났다. 그러나 어쩌랴. 지난 세월을 물어달라고 하기에는 이미 너무 많이 달려와 버렸고, 사실 생각해 보면 그녀의 첫인상에 현혹되어 있었던 세월이 행복했었다. 그렇다. 사람들에게 있어 첫인상은 편견을 갖게 만들고, 그 편견은 쉽게 깨지지 않고 오랫동안 지속되는 것 같다. 그래서 무엇이든 첫인상이 참 중요한데, 지금부터 이야기할 콜레스테롤은 사람이 생명을 유지하고 건강하게 살아가기 위해 꼭 필요한 성분임에도 불구하고, 처음 사람들에게 소개되었을 때 건강에 나쁜 물질로 알려져 지금까지도 많은 사람들이 콜레스테롤을 건강에 나쁜 물질로 알고 있다.

콜레스테롤은 1785년 프랑스의 화학자 회르쿠로아에 의해 발견되었다. 그는 사람의 담석을 알코올로 녹여 콜레스테롤을 분리하였는데, 담석에서 발견했기 때문에 '콜레스테린'이라고 이름이 붙여졌다. '콜레'란 그리스어로 담즙이라는 의미이며 '스테린'은 고형화한 것이라는 뜻이다. 지금도 독일어로는 콜레스테린이라고 하지만, 보통 영어식 표현인 콜레스테롤이 보편적인 명칭으로 사용되고 있다. 이와 같이 콜레스테롤은 발견될 때부터 담석의 원인이라는 나쁜 첫인상의 이미지를 갖게 되었다. 그 후, 의학에 생화학적인 방법이 도입되었고 콜레스테롤의 체내 분포상태나 작용이 조금씩 밝혀지기 시작하면서 그 중요성이 주목되어 왔다.

그러나 결정적으로 1913년 토끼를 사용한 실험에서 동맥경화와의 관계가 확인되면서 콜레스테롤은 사람들에게 나쁜 것으로 완전히 각인되었다. 특히 1970년 비만한 미국인들의 높은 심장질환 사망률의 원인이 동물성 식품에 함유되어 있는 포화지방이 콜레스테롤의 수치를 상승시키고, 그 결과 심장질환이 발생한다는 키즈 박사의 주장 이후, 콜레스테롤은 수십 년 동안 건강에 나쁘기 때문에 섭취해서는 절대로 안 되는 요주의 물질이 되어 버렸다.

그러나 사실은 그와 같지 않다. 콜레스테롤은 생명유지에 필수불가결한 물질로서 우리 체내에서 어떤 기능을 하는지 자세히 알게 되면 콜레스테롤에 대한 나쁜 인식이 전환될 것이며, 이것을 어떻게 조절하는 것이 건강을 위해 바람직할지에 대해서도 확실하게 알 수 있다.

우리가 살고 있는 지구에는 사람에서 미생물에 이르기까지 150만 종 이상의 생물이 살고 있는데, 모든 생물체는 생명의 기본단위인 세포로 구성되어 있으며 인간도 예외일 수는 없다. 우리 신체는 심장, 폐, 간장, 피부나 혈관 등으로 구성되어 있는데 이들은 모두 세포의 집합체이다. 유사한 세포들이 조직을 구성하고, 또한 조직이 기관이 되어 이들이 유기적으로 결합하여 하나의 개체가 된다. 그래서 인간의 세포수는 전부 약 60조에 이른다. 이들 60조의 세포 하나하나는 세포 외부로부터 필요한 물질을 받고 세포내의 불필요한 물질을 배출하는 기능을 가지고 생명을 유지한다.

그런데 콜레스테롤은 세포 내부를 외부환경으로부터 보호하고 세포내에 독립된 영역을 만드는 역할을 하는 세포막의 중요한 재료이다. 즉, 인간은 콜레스테롤을 세포막의 구성물질로 하고 있으며, 세포막은 콜레스테롤이 없으면 기능을 유지할 수 없게 된다. 이렇게 인간의 생명에 깊게 관여하고 있는 콜레스테롤은 체내에서 다른 어떤 물질보다 중요한 역할을 한다. 부신피질 호르몬이나 성호르몬 등과 같은 스테로이드 호르몬의 합성재료가 되거나 또는 음식물의 소화 흡수에 중요한 역할을 하는 담즙산의 소재가 되기도 한다. 이렇듯 사람의 체내에 존재하는 약 100~150g의 콜레스테롤은 여러 부위에서 생명유지에 중요한 역할을 수행함에도 불구하고 근래에는 비만이나 심장병 같은 부정적인 면만 강조되고 있어 안타까운 실정에 처해 있다.

그러면 왜 콜레스테롤이 비만이나 고지혈증 또는 심장병과 같은 질병의 원인으로 지목되었는지에 대해 간단히 알아보자. 먼저 콜레스테롤의 종류에 대해 알아보면 혈액의 콜레스테롤은 리포단백질의 형태를 취하고 있다. 리포단백질은 가운데가 물에 녹지 않는 중성지방과 에스테르형의 콜레스테롤로 이루어져 있으며, 그 주위를 인지질과 유리형 콜레스테롤이 감싸고 있다. 또 인지질의 수용성 부분과 유리형 콜레스테롤의 수산기-OH가 수용성 단백질과 접하고 있다. 따라서 리포단백질은 지용성인 중심 부분을 수용성이 감싸고 있기 때문에 혈액에 섞여 혈류를 따라 지방이 필요로 하는 곳까지 이동한다.

리포단백질은 비중에 따라 크게 4가지로 분류되는데, 비중이 낮은 순으로 킬로미크론chylomicron, VLDLvery low density lipoprotein(초저밀도 리포단백질), LDLlow density lipoprotein(저밀도 리포단백질), HDLhigh density lipoprotein(고밀도 리포단백질)이 있다. 가장 비중이 높은 HDL은 단백질이 40~50%를 차지하고 있는 반면, 가장 비중이 낮은 킬로미크론은 단백질이 2%, 지질이 98% 정도를 차지하고 있다.

킬로미크론은 음식물로부터 흡수한 지방을 간장에 운반하는 역할을 하며, VLDL은 중성지방을 지방산으로 분해하여 지방조직에 보내거나 에너지로 전환되는 것 외에 지용성 비타민을 운반하는 역할도 한다. 이렇게 이동한 VLDL은 중성지방을 분해하는 효소인 리파제에 의해 LDL로 변화한다. LDL은 우리 몸 구석구석의 세포에 콜레스테롤을 운반하는 리포단백질로,

지금까지는 혈중 LDL이 많아지면 동맥경화의 원인이 되기 때문에 나쁜 콜레스테롤로 알려져 있었다. 그러나 최근의 연구에 따르면 동맥경화의 요인은 200가지가 넘으며, 동맥경화가 발생하는 것은 LDL이 혈관벽에 침착한 결과가 아니고 변성된 LDL이 그 방아쇠 역할을 하는 것으로 밝혀졌다.

한편, 말초조직의 세포로부터 남은 콜레스테롤을 받아 간장으로 운반하는 것이 HDL이다. HDL은 여분의 콜레스테롤을 회수하기 때문에 LDL과 비교해 좋은 콜레스테롤이라고 알려졌으며 성분의 절반 정도가 단백질이다. HDL이 회수한 콜레스테롤은 간장에서 분해되어 담즙산으로 되고 담즙 내로 이행하여 지질의 소화에 사용된다. 이처럼 리포단백질은 종류마다 각각의 역할을 담당하며 상호 밀접한 관계 속에서 콜레스테롤이나 지방을 세포에 운반한다. 이 과정에서 효소나 리셉터라 불리는 물질이 절묘하게 관여하고, 그 결과 체내 콜레스테롤의 양은 일정한 균형을 이루게 된다.

우리 신체의 여러 기관 중에 간장은 지방을 저장하는 기능 외에 여분의 에너지를 재료로 하여 지방산을 만들고, 지방조직으로부터 나온 지방산을 기초로 중성지방을 만든다. 소수성이 강한 중성지방이나 콜레스테롤은 VLDL로 되어 혈액으로 이동하는데, VLDL은 혈류 중에서 LDL로 변화한다. 이 과정에서 중성지방은 지방산으로 분해되어 지방조직이나 말초조직으로 이동한 후 축적되거나 또는 에너지로 사용된다. LDL이 되면 중성지방은 분해되어 사용되기 때문에 10%까지 감소하며, 콜레스테롤에 지방산이 붙은 에스테르형 콜레스테롤의 양이 증가한다. 리포단백질 중에 LDL은 콜레스테롤이 가장 많고 세포에 콜레스테롤을 운반하는 역할을 하는데, 세포의 표면에는 LDL 리셉터라고 하는 수용체가 있어 콜레스테롤을 받아들인다. LDL 리셉터는 모든 세포의 표면에 있지만, 약 50% 정도가 간장에 집중되어 있어 간장을 콜레스테롤 조절센터라고 불러도 좋을 정도이다. 간장은 음식을 통해 포화지방산이나 콜레스테롤이 체내로 많이 들어오면 그 농도를 신호로 LDL 리셉터 수를 줄이고, 그렇게 되면 많은 양의 LDL이 혈액 속에 남게된다. 이렇게 혈액에 많은 양의 LDL이 남아 있는 상태가 오랫동안 지속되면 고지혈증이나 동맥경화의 원인이 되며, 이 때문에 포화지방산의 과잉섭취가 혈중 콜레스테롤의 증가를 초래한다고 알려져 있다. 하지만 여기서 한국인들이 주목해야 할점은 '포화지방산의 과잉섭취'라는 문구이다. 즉, 앞장에서도 설명을 했지만, 포화지방산들이 콜레스테롤의 증가에 영향을 미치지 않을 뿐만 아니라 오히려 콜레스테롤의 수치를 낮추는 포화지방산도 있다는 것을 배제하더라도, 대한민국은 식단의 구성상 동물성 식품의 포화지방산을 미국이나 유럽처럼 많이 지속적으로 먹지 않기 때문에 걱정할 필요가 없다. 특히 대한 민국의 육류 소비량은 미국의 1/4 정도밖에 되지 않는다는 점을 상기할 필요가 있다.

그런데 흥미로운 것은 인간의 몸은 콜레스테롤을 세포 내에서 합성할 수 있다는 사실이다. 음식을 통하여 섭취되는 콜레스테롤은 체내 합성량의 약 1/3에 불과하며, 더욱 놀라운 것은 만약 음식을 통해 섭취되는 콜레스테롤의 양이 많으면 우리 몸은 콜레스테롤의 합성을 억제하여 체내 콜레스테롤의 양을 일정하게 만든다. 이런 콜레스테롤은 모든 장기에서 만들어지지만 간장에서 가장 많이 합성되고, 다음으로 소장에서 많이 만들어진다.

콜레스테롤의 합성에 사용되는 재료는 지질, 당질, 단백질의 3대 영양소이며 인체는 설탕, 버터, 계란으로부터도 콜레스테롤을 만든다. 그러나 이런 음식들이 직접 콜레스테롤로 변환되는 것은 아니며 먼저 지질, 당질, 단백질이 분해되는 과정에서 만들어진 아세틸코에이가 콜레스테롤 생성의 출발점이라 할 수 있다. 아세틸코에이는 탄소 2개를 포함한 비교적 단순한 구조의 화합물로서 18개의 아세틸코에이가 21단계의 복잡한 효소반응을 통해 콜레스테롤로 만들어진다. 그런데 콜레스테롤의 합성은 아세틸코에이가 충분히 축적되는 휴식시 활발하게 일어난다. 또 식사량이 많거나 설탕을 섭취했을 때 등 체내에 급속히 에너지가 유입된 경우에도 합성이 활발하게 이루어진다. 반대로 지속적으로 천천히 하는 운동 즉, 유산소 운동을 하고 있을 때는 콜레스테롤은 합성되지 않는다. 이 말은 지방이나 콜레스테롤을 먹지 않더라도 과식이나 단음식을 많이 섭취하고 운동을 하지 않으면 콜레스테롤이 체내에서 합성된다는 말이다. 이것은 고기를 먹지 않고 채식 위주의 식사를 하는 사람들이 꼭 알고 있어야 할 사실이다.

콜레스테롤을 지배하라

현대인들은 그 어느 시대의 사람들보다 건강에 대한 관심이 매우 높으며, 이에 따라 인간이 먹는 음식과 영양이 건강에 미치는 영향에 대해서도 많은 과학적인 연구가 이루어지고 있다. 그런데 이러한 과학적인 연구를 주도하고 있는 나라가 세계에서 고기를 가장 많이 먹고 있는 비만한 미국이다 보니 미국이 내린 결론 즉, 육식이 건강에 해롭다는 이상한 추론을 채식을 너무나 잘 하고 있는 대한민국(OECD 국가 중 육류소비량이 가장 적은 나라) 국민들도 마치 사실처럼 받아들이고 있어 문제다. 특히 콜레스테롤은 성인병의 주범으로 인식되면서 유해물질로까지 인식되고 있는데, 앞장에서 알아본 바와 같이 콜레스테롤은 인체에 없어서는 안 되는 중요한 물질이며 부족할 경우 각종 장애를 초래하여 건강을 위협하게 된다.

그런데 비만한 미국에서 많이 발생하는 심근경색이나 협심증과 같은 허혈성심장질환의 유발요인이 콜레스테롤이라고 알려지면서 콜레스테롤에 대한 부정적인 견해가 현대 사회에 만연하게 되었다. 더욱이 이러한 분위기에 편승하여 고기를 많이 먹지 않는 우리나라에서도 모든 성인병의 원인이 동물성 식품에서 기인한 콜레스테롤인 것처럼 생각되고 있다. 그러나 최근의 콜레스테롤에 대한 많은 연구결과들을 살펴보면 기존에 상식처럼 알려져 있는 콜레스테롤에 대한 많은 것들이 옳지 않은 것임을 쉽게 알 수 있다.

최근 콜레스테롤에 대한 대표적인 세계적 연구는 MRFIT Multiple Risk Factor Intervention Terial라고 하는 프로젝트이다. 이 연구는 12년간 수행되었는데, 연구결과 콜레스테롤 함량은 높아도 낮아도 좋지 않다는 결론이 내려졌다. 혈중 콜레스테롤 수치가 증가함에 따라서 사망률이 증가하는 것은 맞지만 콜레스테롤이 감소한다고 해서 사망률이 감소하지는 않는다는 것이다. MRFIT의 조사 결과, 협심증이나 심근경색으로 사망하는 위험은 콜레스테롤이 증가하는 만큼 높아지지만 암은 완전히 반대의 결과를 보여 콜레스테롤의 수치가 높아지면 암으로 사망하는 확률이 낮아지는 것으로 밝혀졌다. 또 뇌졸중도 콜레스테롤 수치가 어느 정도까지는 높아질수록 사망률이 높아지지만 아주 높은 콜레스테롤 수치는 오히려 뇌졸중으로 죽을 확률을 낮춘다. 특히 뇌출혈로 사망하는 확률은 콜레스테롤의 수치가 높아지면 절반 이하로 낮아진다는 결과는 매우 의외이다. 하지만 당뇨병은 콜레스테롤의 수치가 증가하면 매우 위험한 것으로 나타났다. 이와 같이 각종 질환에 따라 콜레스테롤이 작용하는 역할은 매우 다양하게 나타난다. 따라서 무조건 콜레스테롤 수치만 낮추면 모든 성인병을 예방할 수 있다고 생각하는 것은 옳지 않다. 콜레스테롤은 높으면 높은 만큼, 낮으면 낮은 만큼 좋은 점과 나쁜 점, 때로는 아직까지 완전히 밝혀지지 않은 이상한 점이 존재한다. 한 마디로 좋은 콜레스테롤, 나쁜 콜레스테롤, 이상한 콜레스테롤인 것이다.

많은 사람들이 동맥경화의 원인을 콜레스테롤이라고 생각하여 콜레스테롤을 많이 함유하고 있는 동물성 식품의 섭취를 피하거나 줄이면 동맥경화를 예방할 수 있다고 믿지만 이는 사실이 아니다. 최근의 연구에 따르면 동맥경화는 너무도 많은 요인들이 서로 밀접하게 관련되어 발생하는 것으로 밝혀졌기 때문이다. 특히 콜레스테롤이 많이 포함된 식품의 과잉 섭취가 동맥경화를 초래한다는 것은 사실이 아님이 밝혀졌는데, 그 이유는 콜레스테롤은 식품으로부터 섭취되는 것보다 체내에서 합성되는 양이 훨씬 많고 콜레스테롤의 합성은 지방뿐만 아니라 탄수화물이나 단백질로부터도 만들어지기 때문이다. 즉, 콜레스테롤이 전혀 없는 음식을 섭취하더라도 그것은 체내에서 합성되고, 그렇게 합성된 콜레스테롤이 혈중에 많이 존재한 채 체내에서 대사가 되지 않으면 혈관 내에 남아 변성되고 혈관을 막아 동맥경화가 된다.

사실 동맥경화는 나이가 먹으면 나타나는 생리적 변화의 하나로, 피부나 근육이 노화되는 것처럼 혈관도 나이를 먹어감에 따라 다양한 요인들에 의해 탄력성을 잃어 발생한다. 이러한 요인들은 너무나 많이 있는데 고혈압, 당뇨병, 흡연 등도 동맥경화를 유발하는 주요 요인들이다. 그 중 높은 혈중 콜레스테롤 수치가 가장 결정적인 원인이라고 할 수 있다. 그런데 혈중 콜레스테롤 수치가 높아지는 것도 여러 가지 요인들과 관련이 있으며 유전적인 요인도 무시할 수 없는 중요한 요인이 된다. 이것을 우리가 먹는 음식과 관련지어 설명하면 혈청 콜레스테롤 수치가 매우 높은 사람은 콜레스테롤 함량이 많은 음식의 섭취를 피할 필요가 있지만, 혈청 콜레스테롤 수치가 그리 높지 않은 사람은 동물성 식품의 섭취를 단지 콜레스테롤이 함유되어 있다는 이유로 무조건 피할 필요가 없다는 말이다.

　고기를 많이 먹는 즉, 동물성 식품의 섭취가 많은 유럽에서도 오랫동안 콜레스테롤의 수치를 낮추면 관상동맥질환의 발생을 줄일 수 있다고 생각해 왔는데, 문제는 체내 콜레스테롤의 수치가 낮아지면 암의 발생률이 높아진다는 사실이 밝혀진 것이다. 심장의 관상동맥이 막히는 질병인 허혈성심장질환으로 사망하는 확률은 콜레스테롤의 수치가 높아지는 만큼 증가하지만, 반대로 콜레스테롤의 수치가 낮아질수록 암으로 사망하는 확률이 높아지는 것으로 나타났다. 확실히 많은 연구가 콜레스테롤 수치가 낮아지면 암의 발생률이 높아지는 부의 상관관계를 보고하고 있다. 콜레스테롤 수치가 낮으면 위암이나 자궁암의 발생률이 높아지고 콜레스테롤 수치가 높으면 유방암이나 전립선암의 발생률이 높아지지만, 전체적으로 보면 콜레스테롤 수치가 낮아지면 암의 발생률과 이로 인한 사망률이 높아진다.

　그렇다면 왜 콜레스테롤 수치가 낮아지면 암의 발생률이 증가하는 것일까? 이에 대해서는 지금까지도 의견이 분분하지만, 낮은 콜레스테롤 수치가 암의 직접적인 원인이라기보다는 콜레스테롤 수치를 낮추기 위해서 하는 식사 때문이라는 해석이 설득력 있어 보인다. 콜레스테롤을 낮추기 위한 식단은 영양부족이나 영양편중이 될 수밖에 없기 때문에 이것이 암의 발생요인이 될 수 있다. 예를 들어 콜레스테롤의 좋은 공급원이라 할 수 있는 고기와 같은 동물성 식품이 적거나 없는 채식 위주의 식단은 양질의 단백질이 부족할 뿐만 아니라 지용성 비타민, 특히 비타민 A나 비타민 E의 결핍을 피할 수 없다. 이 같은 지용성 비타민들은 체내에서 다양한 기능을 발휘하는데, 암의 발생을 억제하는 역할도 수행한다. 비타민 A는 암세포의 싹을 제거하여 면역기능을 정상적으로 유지하게 하는 기능이 있을 뿐만 아니라 발암촉진인자들을 제거하는 역할도 한다. 또 천연의 항산화제로 잘 알려진 비타민 E는 정상적인 세포를 튼튼히 지키는 기능을 하며, 불안정하게 산화되기 쉬운 비타민 A의 흡수를 돕기 때문에 우리 몸에 꼭 필요한 물질이다. 따라서 심장질환이 사망률 1위인 미국과 달리 암이 사망률 1위인 대한민국의 사람들, 특히 채식 위주의 식사를 하는 사람들은 암에 걸릴 확률을 낮추기 위해서라도 어떠한 형태로든 동물성 식품을 섭취하는 것이 필요하다.

　육식을 하지 않고 채식 위주의 식사를 하여 혈중 콜레스테롤의 수치를 낮추는 것이 암의 발생을 높이는 것에 대해서는 아직까지 확실하게 구명되지 않아 더 많은 연구가 있어야 할 것으로 보인다. 하지만 지금까지의 연구결과만으로도 사람들이 상식처럼 알고 있는 '콜레스테롤은 나쁜 것이기 때문에 적을수록 좋다'라는 생각은 완전히 바꿔야 할 것 같다. 현재 학계에서는 콜레스테롤 수치가 지나치게 높아지면 심근경색의 위험이 높아지고, 반대로 지나치게 낮아지면 암의 위험성이 높아지는 소위 'U형 곡선'의 관계가 매우 잘 알려져 있다. 이 U형 곡선은 건강을 유지하기 위한 적정 콜레스테롤 수치를 위해 고기와 같은 동물성 식품의 섭취가 부족하지 않도록 식사를 하라는 의미를 함축적으로 담고 있다. 여기서 더욱 흥미로운 점은 대부분의 암이 증상이 나타나기 이전에 콜레스테롤 수치의 저하가 먼저 발생하기 때문에 콜레스테롤 수치의 저하를 암의 조기발견 척도로 이용할 수 있다는 주장도 있다는 사실이다.

한편, 혈중 콜레스테롤 수치가 낮을수록 사람이 폭력적이 된다는 연구결과가 있다. 또 콜레스테롤 수치가 낮으면 자살, 타살, 사고사 등이 많아진다는 연구결과도 있다. 콜레스테롤 수치가 정말 이런 것의 원인이 될 수 있는지에 대해서는 더 많은 연구가 필요하겠지만, 아무튼 우리가 먹는 음식이 성격에 영향을 미친다는 것이 최근의 연구결과들이다. 예를 들어 정상적인 범위 내에서 콜레스테롤의 수치가 높은 사람은 사교성이 있고 현대 사회에서 적응력도 뛰어나지만, 반대로 사교성이 없어 사회에 적응하지 못하는 사람들은 혈중 콜레스테롤의 수치가 낮은 것으로 연구되었다.

헬싱키 대학에서도 흥미로운 연구를 실시했다. 범죄자들을 폭력성 범죄자와 사기나 절도 등과 같은 비폭력적 범죄자로 구분하여 혈청 콜레스테롤 수치를 비교하였더니 폭력적인 범죄를 행하는 성격의 사람 쪽이 혈청 콜레스테롤이 낮다는 결과가 나왔다. 같은 연구를 소년원에 있는 청소년을 대상으로 실시했는데, 이 결과 역시 공격적인 성격을 가진 청소년들의 혈청 콜레스테롤 수치가 낮았다. 이 같은 연구결과들을 종합해 보면 확실히 혈청 콜레스테롤의 수치가 높으면 낙천적이고 온순해지며 집중력이 높아져 삶에 주도적이 되지만, 반대로 혈청 콜레스테롤의 수치가 낮으면 비관적이고 폭력적이 되며 산만해지고 민감해져 삶이 우울해지는 것으로 정리된다.

그렇다면 왜 콜레스테롤의 수치가 낮으면 우울증에 걸리기 쉽고 자살률이 높아지는 것일까? 과학자들은 그 이유를 뇌 속의 세로토닌Serotonin이라는 물질에서 찾고 있다. 세로토닌이란 필수아미노산의 하나인 트립토판으로부터 대사되는 신경전달

물질이고, 이전에는 동맥경화의 위험인자로 알려져 있었다. 그러나 근래에 혈소판 내의 세로토닌이 매우 적어지면 자살하는 경향이 높아진다는 사실이 밝혀졌다. 혈소판 내의 세로토닌 함량과 노여움, 증오, 즐거움과 같은 감정의 변화, 특히 우울증과의 관계가 주목받고 있다.

콜레스테롤은 세포막의 성분인 인지질에 존재하며 결합이 약하기 때문에 혈청 중의 콜레스테롤과 교체되는데, 세포막의 콜레스테롤 함량이 낮아지면 세로토닌의 흡수가 어려워진다. 그러나 콜레스테롤의 함양이 많아지면 세로토닌의 수용체인 흡수 부위가 더욱 많이 노출되기 때문에 혈중으로부터 많은 양의 세로토닌을 흡수할 수 있게 된다. 최근의 연구에 의하면 혈청 콜레스테롤을 저하시키면 자살이나 폭력행위까지는 아니더라도 가정이나 직장에서 모욕적인 말을 자주 하게 되며, 성격도 반항적이 되어 공격적으로 된다는 보고도 있다. 또 어린이나 배우자를 학대한다던지 스스로 불행하다는 생각을 갖게 된다는 결과도 있다. 이러한 연구결과들은 우리가 먹는 음식이나 식생활 패턴이 성격에 크게 영향을 미치는 것을 의미하는 것이다.

그렇다. 확실히 가족들과 함께 즐겁게 식사를 하는 사람과 혼자 쓸쓸히 식사를 하는 사람의 성격이 유사할 것으로는 생각되지 않는다. 또 맛있는 고기, 밥, 생선, 야채 등을 골고루 먹는 사람과 채식 위주로 편중된 식단을 조심스럽게 먹는 사람의 성격도 유사할 것으로 생각되지 않는다. 우리가 음식으로 섭취한 영양소는 우선적으로 뇌의 에너지원으로 사용되며, 뇌의 여러 구성 성분의 소재로써 또 신경전달물질 등의 조절인자의 소재로 사용되어진다. 그 중에 포도당 등은 주로 에너지원으로 사용되고 단백질은 아미노산으로 분해되어 신경조절인자로 이용되기 때문에 어떤 음식으로 어떤 영양소를 섭취하였느냐에 따라 행동이나 성격이 달라질 수 있다. 과학적으로도 뇌의 세로토닌은 단백질의 성분 중 필수아미노산인 트립토판을 많이 섭취하면 증가되는 것이 확인되었다.

다음 장에서 자세히 살펴보겠지만 고기는 필수아미노산을 완벽하게 함유하고 있는, 식품 중에서 최고로 우수한 고단백질 식품이다. 그래서 육식을 하는 사람이나 콜레스테롤 함량이 높은 사람은 책임감이 있고 사교성이 좋을 뿐만 아니라 사회적으로 지도자가 될 가능성이 높다. 이 같이 콜레스테롤의 수치가 높은 사람이 지도자가 될 확률이 높은 것은 인류가 초원에서 수렵생활을 할 때부터 시작되었다고 추정된다. 강력한 지도자는 집단을 적으로부터 보호하고 충분한 식량을 확보하는 힘을 가지고 있었다. 사냥을 해서 얻은 식량을 가장 먼저 먹어 영양을 풍족히 취했다. 조금은 황당하게 들릴 수도 있지만 어느 정도는 말이 되는 추론이라 할 수 있겠다.

콜레스테롤이라고 하면 성인병과 관련하여 성인들에게만 중요한 것으로 취급되기 쉽지만, 사실 어린이의 성장에도 매우 중요한 인자이다. 콜레스테롤 수치가 낮은 어린이는 여러 가지 장애가 생길 수 있는데, 그 중 하나가 체내에서 콜레스테롤을 합성하는 마지막 단계에 장해가 생겨 발생하는 병인 스미스렘리오피쯔SLO smith-lemli-opitz 증후군이다. 태아는 출생 전까지 콜레스테롤을 모체의 제대혈을 통해 공급받는다. 제대혈의 콜레스테롤 수치는 약 50~60mg/dl인데, 이 정도로는 태아가 필요로 하는 콜레스테롤을 충당하기에 부족하다. 그래서 태아는 부족한 콜레스테롤을 스스로 만들어 사용하는데, 만약 태아의 체내에서 콜레스테롤이 제대로 만들어지지 않으면 기형이 될 가능성이 높아진다. 이렇게 콜레스테롤의 부족으로 발생하는 병이 SLO 증후군이며 이 질환에 걸리는 아이들은 발육이 제대로 안 되고 발달이 떨어진다. 소두증, 다지증, 발가락 합지증, 구개열, 백내장, 잠복고환, 심장기형, 유문협착증, 거대결장증 등이 나타난다. 따라서 이런 어린아이들은 콜레스테롤을 외부로부터 공급받지 않으면 안 된다.

특히 어린이의 뇌가 정상적으로 성장하기 위해서는 콜레스테롤이 필수적으로 필요하다. 신체의 여러 장기 가운데 뇌에 콜레스테롤이 가장 많은데, 콜레스테롤이 없으면 뇌세포가 제대로 형성되지 않기 때문에 뇌가 형성되는 어린아이 시절에는 충분한 콜레스테롤의 공급이 이루어져야 한다. 뇌가 스스로 콜레스테롤을 합성하고 있을 때는 괜찮지만 그렇지 않다면 어떻게 해서든지 콜레스테롤을 공급해 주어야 한다는 말이다. 어린아이가 성인으로 자라면서 뇌는 약 4배 정도로 커진다. 뇌의 기능은 10살 정도에 완전히 완성되기 때문에 성장단계에서 콜레스테롤의 공급은 정말로 중요하다.

그러나 최근 소아성인병을 이유로 어린아이에게 콜레스테롤을 제한하는 경우가 있다. 어린이의 경우 콜레스테롤의 수치가 어느 정도 높아야 고콜레스테롤혈증이라고 해야 하는지 아직 확실하게 정해진 것이 없다. 문제는 체내에서 콜레스테롤이 합성되는 과정에서 생체에 필요한 여러 가지 다른 물질도 만들어지는데, 만약 어린이에게 콜레스테롤의 합성을 억제하는 저해제를 투약하면 이런 부가적인 물질들의 합성도 억제된다. 따라서 어린이의 경우는 콜레스테롤의 섭취를 의도적으로 제한하거나 합성을 억제하는 방법은 바람직하지 않다는 것이 많은 과학자들의 견해이다.

다른 한편, 콜레스테롤 수치가 높은 사람이 그렇지 않은 사람보다 장수할 확률도 높다. 고령자를 대상으로 콜레스테롤 수치에 따라 3개의 그룹으로 나누고 10년 후 사망률을 조사해 보았더니, 콜레스테롤의 수치가 높은 그룹의 사망률이 가장 낮은 것으로 나타났다. 사람은 70세 정도부터 콜레스테롤 수치가 생리적으로 저하한다. 하지만 갑자기 지나치게 급격히 저하하면 어떤 이유든지 노화가 급속히 진행되고 있는 것으로 생각하든지, 아니면 자기도 모르는 숨겨진 병이 있다고 생각해야 한다. 따라서 나이를 먹을수록 고기와 같은 동물성 식품을 충분히 섭취하여 혈중 콜레스테롤 수치를 200mg/dl 전후로 유지하는 것이 장수를 위해 가장 바람직하다.

고기의 단백질은 하늘이 내린 선물

필로가 고기 먹는 것을 걱정하는 아내와 난상토론을 벌일 때, 고기 속의 지방이나 콜레스테롤에 대해서는 수비적인 입장에서 이야기하지만 육단백질에 관해서는 목소리를 높여가며 공격적으로 말을 하게 된다. 결론부터 먼저 말하자면 고기 속에 들어 있는 단백질은 세상에 존재하는 식품들의 단백질 중 인간의 건강을 지킬 수 있는 가장 훌륭한 단백질이다. 우리의 몸은 약 70%가 수분이고, 그 수분을 제외하고 나면 대부분이 단백질(약 20% 정도)일 정도로 우리 몸의 많은 부분이 단백질로 구성되어 있다. 그렇기 때문에 좋은 단백질을 많이 섭취하여야 몸도 튼튼하게 형성될 수 있으며 질병에 걸리지 않는다. 그래서 장수하는 사람들 중에 채식주의자는 단 한 명도 없으며, 고기를 많이 먹는 사람 중에 성격이 나쁜 사람도 드물다. 그렇게 맛있는 고기를 즐길 줄 알아야 삶이 풍요롭게 된다는 것이 필로의 생각이다. 한 마디로 고기는 하늘이 인간에게 내린 축복의 선물인 셈이다. 그런 고기를 미국처럼 너무 많이 먹는 것은 분명 문제가 있어 보이지만, 그렇다고 현재 한국처럼 비교적 적게 먹는 것도 바람직하지 않다. 적당히 일본 정도 먹는 것이 건강에도 좋고 장수하는 데도 도움이 된다는 것이 필로가 지금까지 나온 과학적 근거로 내린 결론이다. 참고로 1인당 연간 육류소비량은 미국이 약 120kg, 한국은 약 30kg, 그리고 일본은 약 45kg 정도이다.

좋은 단백질을 섭취하는 것이 건강하고 풍요로운 삶을 유지하기 위해 필수적이라는 점은 두말 할 필요가 없다. 우리의 몸을 구성하고 있는 단백질은 대략 10만 종류 이상이 있으며, 이것들이 체내에서 각각의 역할을 분담하여 기능을 하기 때문에 우리는 생명을 유지할 수 있다. 그런데 그 많은 단백질들이 단지 20여 종의 아미노산들 조합으로 만들어진다는 것은 매우 놀라운 일이다. 그래서 어떤 식품에 들어 있는 단백질이 어떤 아미노산들로 구성되었느냐가 그 식품의 질을 결정하는 척도가 된다. 어떤 식품이 무조건 단백질을 많이 함유하고 있다고 해서 그 식품을 훌륭한 단백질의 공급원이라고 할 수는 없다. 단백질을 구성하고 있는 아미노산의 종류나 균형 및 그 함량이 더 중요하다. 일반적으로 양질의 단백질이란 체내에서 합성되지 않는 필수아미노산이 균형 있게 풍부히 존재하는 것을 말한다. 따라서 고기에 있는 단백질은 식물성 단백질과 비교할 수 없을 정도로 그 질이 우수하기 때문에 사람이 건강하기 위해서는 고기를 많이 먹어야 한다.

단백질을 구성하는 아미노산 20여 종류 가운데 사람이 체내에서 합성할 수 없는 필수아미노산은 8종류가 있으며 어린이의 경우는 2종류가 더 있다. 이런 필수아미노산들은 체내에서 합성되지 않기 때문에 필히 식품을 통해 섭취해야 하는데, 만약 8종류의 아미노산 가운데 어떤 하나라도 결핍이 되면 건강에 중대한 장애가 발생한다. 우리의 몸을 형성하고 있는 근육, 뼈, 내장, 피부, 털, 이빨 등이 모두 단백질로 만들어질 뿐 아니라 우리가 생각하고 느끼고 화내고 웃고 슬퍼하는 모든 생명활동과 자식을 낳아 그 생명을 계승하는 것도 모두 단백질의 역할로 이루어지기 때문이다. 그런데 한번 단백질이 만들어졌다고 해서 그 단백질이 영원히 그 역할을 수행하는 것은 아니다. 1회성으로 사용되어 소모되는 것도 있고 일정량을 유지하다가 수명을 다하면 분해되어 사라지는 것도 있다. 또 새로운 것으로 대체되는 것도 있다. 예를 들어 우리의 근육을 이루고 있는 세포를 근섬유라고 하는데, 근섬유는 평균적으로 한 달 이상 존재하지 못하고 새로운 것으로 교체된다. 따라서 영양이 충분히 공급되지 않으면 즉, 근육의 형성에 필요한 필수아미노산들이 풍부하게 존재하는 양질의 단백질을 섭취하지 않으면 근육은 근섬유들이 모두 죽어 없어져 앙상해지고 만다. 단백질의 합성이 원활하지 못한 노인들의 근육을 생각하면 이해하기 쉽다.

일반적으로 근육의 단백질은 180일에 과반이 교체되며, 간장의 단백질의 경우는 그 속도가 매우 빨라 약 14일 정도면 과반이 교체된다. 연령에 따라서 다소 차이는 있겠지만, 성인의 경우 하루에 약 70g의 단백질이 감소되기 때문에 그 감소분을 풍부한 음식을 통해 보충하지 않으면 안 된다.

결국 중요한 것은 우리가 생명활동을 잘 하기 위해서는 양질의 단백질을 충분히 섭취해야 한다는 사실인데, 이것은 곧 필수아미노산이 균형 있게 들어 있는 고기와 같은 좋은 식품을 풍족히 먹어야 한다는 것을 의미한다. 채식주의자들이 가장 좋은 단백질원으로 추천하는 콩의 단백질과 필로가 좋아하는 고기 단백질의 영양가를 비교해 보면 역시 고기의 단백질이 콩의 단백질보다 비교할 수 없을 정도로 우수하다는 것을 알 수 있다. 그 이유는 앞에서 설명한 바와 같이 어떤 식품에 들어 있는 단백질의 영양가라는 것이 단지 총 단백질의 함량에 의해 결정되는 것이 아니고, 필수아미노산의 절대량 및 필수아미노산들의 상대적인 비율에 의해 결정되기 때문이다. 예를 들어 콩에 단백질이 아무리 많이 들어 있다고 해도 만약 필수아미노산 가운데 하나가 매우 부족하다면 콩단백질의 영양가는 그 부족한 필수아미노산의 함량만큼 낮은 것으로 규정된다. 결국 다른 아미노산의 양이 아무리 많아도 가장 적게 존재하는 필수아미노산의 양으로 그 영양가가 결정된다는 말이다. 그런 점에서 고기의 단백질은 8종류의 필수아미노산을 모두 균형 있고 풍부하게 함유하고 있으며, 이것이 필로가 고기를 세상에서 가장 우수한 단백질 식품이라고 주장하는 이유이다.

여기에 한 마디 더 덧붙이면 고기의 단백질은 각종 조리에 의해서도 손실되지 않으며, 체내흡수율 또한 식물성 단백질과 비교되지 않을 정도로 우수하다. 대부분의 식물성 단백질은 필수아미노산의 균형이 고기에 비해 좋지 않고 함유량도 적기 때문에 체내에서 단순하고 독자적인 역할에만 활용된다. 즉, 식물성 단백질은 체내의 화학반응에 꼭 필요한 효소나 면역반응 또는 호르몬의 합성 등에 충분히 이용되지 못하고, 단순히 에너지원으로서 사용되어 오줌으로 배설되어 버린다. 하지만 고기와 같은 양질의 단백질은 아미노산의 균형이 좋을 뿐만 아니라 소화흡수도 효율적으로 이루어지기 때문에 체내에서 단백질로서의 효과적인 활동을 수행할 수 있다. 따라서 지방을 생각하지 않고 단백질만 생각한다면 필로는 고기를 매일 먹을 수 있을 만큼 먹어야 한다고 주장하고 싶다.

고기의 단백질이 식물성 단백질에 비해 얼마나 우수한지를 알기 위해서는 필수아미노산에 대해 조금 더 알아야 할 필요가 있다. 앞에서 설명한 8종류의 필수아미노산은 이소류신isoleucine, 류신leucine, 발린valine, 리신lysine, 메티오닌methionine, 페닐알라닌phenylalanine, 트레오닌threonine, 트립토판tryptophan이다. 어린이의 경우 더해지는 2종류는 아르기닌arginine과 히스티딘histidine이다. 앞에서 설명한 바와 같이 이러한 필수아미노산들의 함량과 균형에 따라 어떤 식품의 단백질이 양질인가 아닌가가 결정된다. 조금 더 자세히 설명하자면 어떤 식품에 들어있는 필수아미노산들을 이상적인 필수아미노산의 조성과 비교하여 가장 부족한 것을 제1제한아미노산, 그 다음으로 부족한 것을 제2제한아미노산이라 부르는데 단백질의 영양가는 제1제한아미노산의 함유 수준으로 결정된다. 물론 소고기, 돼지

고기, 닭고기는 제1제한아미노산을 가지고 있지 않기 때문에 아미노산가가 100이다. 즉, 고기는 영양가가 100점인 식품이라는 말이다.

그러나 식물성 단백질은 거의 대부분이 제1제한아미노산을 가지고 있다. 우리가 주식으로 삼고 있는 쌀의 아미노산가는 65이고 채식주의자들이 가장 훌륭한 단백질원이라고 주장하는 콩의 아미노산가는 86이다. 또 빵의 주원료인 밀가루의 아미노산가는 44이다. 참고적으로 쌀과 밀가루의 제1제한아미노산은 리신이며 콩(대두)의 제1제한아미노산은 메티오닌이다.

채식주의자들은 여러 종류의 식물성 단백질을 섞어 먹으면 부족한 필수아미노산들을 서로 상쇄할 수 있다고 주장하면서 그렇게 섞어 먹어야 하는 종류의 식물성 식품군들을 복잡하게 소개하고 있다. 단순한 필로는 왜 그렇게 복잡하게 먹어야 하는지, 왜 그렇게 사서 고생을 해야 하는지 이해가 되지 않는다. 동물성 지방이 건강에 좋지 않다는 것은 틀린 편견이라는 것을 제외하더라도 그렇게 스트레스받아가며 복잡하게 식물성 식품을 섞어 먹는 것은 경제적이지도 않고 실제로 건강에 이롭지도 않다.

실례로 뉴기니아 원주민들의 노화가 빨리 진행되는 이유가 양질의 단백질 섭취가 부족하기 때문이라는 과학적인 보고가 있다. 우리나라의 경우도 고기가 귀해 많이 먹지 못했던 지난 날에 비해 1970년대 이후 고기의 섭취량이 늘어나면서 청소년 들의 신장이 크게 향상되었고 평균수명도 직선적으로 늘어난 것을 각종 통계자료가 잘 보여준다. 만약 단백질 섭취가 부족 하면 인간은 단백질부족증Kwashiokor을 일으켜 발육이 지연되고 피부와 모발의 색소가 변화하며 부종 등이 발생할 뿐만 아니 라 성장지연, 면역력 부족, 빈혈, 학습능력 부족 등의 현상이 나타난다. 특히 지속적인 성장과 새로운 조직의 생성이 필요한 어린이의 경우는 양질의 단백질원인 고기를 충분히 먹는 것이 바람직하며 노인들의 경우도 뇌의 연화, 치매현상, 뇌졸중을 막기 위해서 고급단백질이 풍부한 고기를 많이 섭취하는 것이 좋다.

다시 반복해서 강조하자면 고기의 단백질은 소고기, 돼지 고기, 닭고기 등 종류에 따라 또 등심, 안심, 목심 등 부위에 따라 다소 차이가 있지만 일반적으로 전체 부위에서 약 20% 내외를 차지하는 등 비교적 풍부한 편이라 할 수 있다. 여기서 단백질의 양이 풍부하다는 것보다 고기의 단백질이 양질의 단 백질이라는 사실이 중요하다. 고기 단백질의 아미노산 조성은 우리 몸체를 구성하고 있는 단백질의 아미노산 조성과 유사하 기 때문에 소화, 흡수, 이용이 그 어떤 식품보다 효율적이다.

이렇게 양질의 단백질을 섭취하는 것은 성장기 어린이에게 좋을 뿐만 아니라 화상, 창상, 수술 등으로 인한 새로운 조직의 생성과 늙은 세포의 교체를 위해서도 매우 좋다. 그래서 고기가 귀했던 예전에는 수술 후 빠른 회복을 위해 개고기의 섭취를 권하던 의사도 많이 있었다. 고기의 단백질은 양질의 단백질이기 때문에 우리 체내의 각종 효소, 호르몬 및 항체의 생성에 효율적으로 이용되며 체액, 전해질 및 산-염기의 균형 유지에 완충제로서도 효과적으로 활용된다. 또한 결정적으로 고기의 단백질은 우리 몸의 면역력을 높이기 위해 필수적으로 필요한 항체나 보체(補體)의 방어단백질을 만드는 데 그 어떤 단백질보다 유용하게 사용될 수 있다.

그렇다면 이렇게 영양가가 우수한 단백질의 고기를 도대체 하루에 얼마나 먹어야 할까? 영양학자들에 따르면 사람이 하루에 필요로 하는 단백질의 양은 성인남자는 약 70g, 성인여자는 약 60g이라고 한다. 만약 이것을 한 가지 식품으로만 충족시키려 한다면 쌀은 1되(2리터), 식빵은 3.3kg, 우유는 3리터, 계란은 10개를 먹어야 하지만 고기는 약 500g 정도만 먹어도 충분하다. 호주에서 발표한 연구자료에 따르면 건강을 위한 소고기의 일일 적정 섭취량은 남자는 180~240g, 여자는 102~150g이며, 혈중 콜레스테롤 함량이 정상일 경우 500g까지도 섭취가 가능하다고 한다.

어린이의 경우 계속적인 성장과 새로운 조직의 생성을 위해 성인보다 훨씬 많은 단백질 섭취가 필요한데, 3세의 어린이는 체중 1kg당 성인의 2배가 필요하다. 또 임신한 여성의 경우 임신기에는 일일 적정 섭취량에 15~20g, 수유기에는 20~30g이 추가로 요구된다.

소고기는 영양학적인 면에서 단백질뿐만 아니라 아연, 철, 나이신을 공급하고 리보플라빈, 티아민, 레티놀, 나트륨, 칼슘, 마그네슘과 다른 비타민들을 제공하는 훌륭한 공급원이다. 특히 고기의 철은 곡류나 야채에 비해 체내 흡수력이 훨씬 뛰어나기 때문에 아기를 가진 여성들은 소고기를 많이 먹는 것이 권장된다.

마지막으로 노인의 경우 노년기에는 생체 대사기능 및 면역성 등의 약화로 인해 고기의 과다섭취가 질병을 일으킬 수 있는 요인으로 작용할 수도 있지만, 양질의 단백질원인 육류의 섭취량이 적으면 뇌가 급속히 노화되어 치매와 뇌졸중을 일으키기 쉽다. 고기의 단백질은 체내에서 대단히 효율적으로 활용되기 때문에 혈관을 튼튼하게 유지하여 동맥경화, 고혈압, 뇌졸중 등을 방지할 뿐만 아니라 각종 감염증에 대한 면역력도 강화된다. 또 노인들은 저항력이 약해지기 때문에 질병에 걸릴 확률이 높고, 감기 등으로 폐렴과 같은 노인병의 합병증을 유발시킬 수 있기에 양질의 단백질 식품인 고기를 1일 50~70g 정도 섭취하는 것이 건강한 장수에 도움을 준다. 세계 제1의 장수촌인 일본의 오키나와 노인들이 연간 1인당 약 70kg 이상의 돼지고기를 섭취한다는 사실을 다시 한 번 상기할 필요가 있다.

맛있는 고기가 질병도 예방한다

우리나라 말에 '꿩 먹고 알 먹고' 라는 말이 있다. 일석이조의 효과가 있을 때 사용하는 말인데, 필로에게는 필로의 아내와 고기가 딱 거기에 맞는 경우라고 생각한다. 즉, 철없던 필로는 젊은날 아내의 미모만 보고 결혼했는데 그런 아내가 요즘 요리하는 재미에 푹 빠지더니 제법 맛있는 요리들을 만들어낸다는 것과, 고기가 단지 너무 맛있어 먹었을 뿐인데 그런 고기가 각종 질병도 예방한다는 것이다. 물론 가끔은 기묘한 요리를 맛있는 척 먹어야만 하는 고역도 감수해야 하고 고기를 너무 많이 먹어 지나친 동물성 지방의 섭취로 인해 문제가 될 수도 있지만, 그래도 그 정도는 아내나 고기에서 발견한 일석이조의 장점에 비하면 아무것도 아니다.

고기의 단백질은 아무리 칭찬을 해도 과하지 않는 고기예찬의 주인공이다. 인간은 영양학이나 의학이 존재하지 않았던 먼 옛날부터 동물의 근육인 고기를 먹고 살았는데, 그때부터 경험적으로 동물의 근육은 단백질이 풍부하여 생명유지를 위해 최적의 음식이라는 것을 알고 있었다.

동물의 근육에 단백질이 많다는 것은 근육이 단백질로 이루어졌다는 것을 의미한다. 동물이 생명을 유지하기 위해 필요로 하는 혈액, 호르몬, 효소 등도 모두 단백질로 이루어져 있다. 우리 체내에도 약 10만 종의 단백질이 존재한다. 몸의 골격을 만드는 구조단백질, 근육의 탄력적인 활동을 만들어내는 수축단백질, 호르몬이나 효소 또는 혈류를 따라 여러 가지 물질을 운반하는 운반단백질, 면역의 역할에 필수적인 항체나 보체의 방어단백질 등이 우리의 생명현상을 담당하고 있다. 따라서 상식적으로 생각을 해봐도 동물성 단백질로 이루어진 우리의 몸은 식물성 단백질을 섭취하여 이용하는 것보다 동물성 단백질, 특히 동물의 근육단백질을 섭취하여 이용하는 것이 월등히 효율적이라는 것을 쉽게 추측할 수 있다.

그래서 필로는 건강하고 풍요로운 삶을 원하는 사람이라면 반드시 고기의 단백질을 섭취하여야 한다고 생각한다. 그 이유는 우리 체내의 모든 단백질들은 각각의 수명이 있기에 기능을 다한 단백질은 분해되어 사라지고 새롭게 생성된 것으로 교체되는데, 이러한 턴오버turn over(대사회전)가 원활하게 이루어져야 건강한 몸을 유지할 수 있기 때문이다. 물론 이러한 턴오버에 고기의 단백질은 식물성 단백질에 비해 매우 효율적으로 이용된다.

한편, 수명을 다한 단백질은 세포 안에 있는 리보솜ribosome에서 아미노산으로 분해되어 다시 새로운 단백질을 합성하는 재료로 이용되지만, 일정 분량의 단백질 감소분은 식사를 통해 보충해야 한다. 성인은 하루에 체중 kg당 약 1.08g의 단백질 섭취가 필요하다. 그런데 식물성 단백질보다 고기의 단백질은 우리 체내에서 소화와 흡수가 대단히 효율적이기 때문에 가능한 고기의 단백질과 같은 양질의 단백질을 섭취하는 것이 건강에 이롭다.

참고적으로 단백질의 소화와 흡수에 대해 살펴보면 다음과 같다. 체내로 섭취된 단백질은 위에서 강한 산성인 위액에 의해 입체구조가 깨지고 소화효소인 펩신의 영향을 받은 후 십이지장으로 가서 췌액과 만나 중성으로 중화된다. 중화된 단백질은 단백질분해효소와 섞여 회장으로 옮겨가면서 아미노산과

아미노산 몇 개가 붙어 있는 펩타이드peptide 형태로 작게 분해된다. 펩타이드는 회장과 공장에서 다시 아미노산으로 분해되어 소장점막에서 흡수된 후 혈액을 따라 간장에 도착한다. 간장은 우리 몸의 대사활동을 주관하는 중추기관으로 아미노산을 이용하여 각종 단백질을 합성하는데, 1개의 간세포가 1분 동안 만들어내는 새로운 단백질은 무려 60만 개에서 100만 개에 이른다. 이렇게 합성된 단백질은 다시 분해와 합성을 반복하며 체내에서 각각의 기능을 수행한다. 일부의 아미노산은 질소부분이 제외되고 탄소부분이 지방이나 당분이 되어 에너지로 이용되기도 한다. 여기에서 중요한 키포인트는 고기단백질의 아미노산은 조성이 좋기 때문에 대부분 단백질의 합성에 이용되지만, 식물성 단백질들은 아미노산 조성이 좋지 않기 때문에 단백질의 합성에 충분히 이용되지 못하고 지방이나 당분으로 전용될 가능성이 높다는 사실이다. 다른 것은 안 먹고 고기만 먹는 황제다이어트가 살을 빼는 데 효과적인 이유 중 하나가 바로 이것이다.

필로는 고기의 단백질이야말로 인간의 수명 연장에 지대한 공헌을 하고 있는 일등공신이라고 확신한다. 일본의 과학자들은 제2차 세계대전 후 일본인들의 수명이 획기적으로 연장된 이유가 고기를 포함한 동물성 식품의 섭취량이 전폭적으로 증가했기 때문이라고 말한다. 고기 등에 들어 있는 양질의 단백질이 신체의 면역기능을 증진시켜 감염증 질병을 예방하고 다른 중요한 질환의 발생도 방지한 결과 평균수명이 연장되었다. 특히 우리나라도 마찬가지지만 육류의 섭취량이 늘어나면서 뇌혈관 질환이 감소된 것은 주목할 만하다. 일반적으로 뇌졸중이나 뇌혈관성 치매와 같은 뇌혈관 질환은 고혈압과 밀접한 관련이 있으며, 염분의 섭취와도 깊은 상관관계가 있는 것으로 알려져 있다. 그런데 양질의 동물성 단백질은 염분을 체외로 빠르게 배출시켜 고혈압을 예방하고 뇌출혈을 감소시킨다는 것이 과학적으로 증명되었다.

고혈압과 혈관질환이 발생하는 과정을 살펴보면 염분의 나트륨Na이 혈관벽의 세포에 축적되면 세포는 수분을 흡수하여 팽창한 결과 혈관벽이 두꺼워져서 혈관의 내측이 좁아지게 된다. 만약 세포 내에 쌓인 나트륨이 바깥으로 나가면 세포밖에 있는 칼슘과 교환이 일어나서 이번에는 세포 내에 칼슘이 증가한다. 이렇게 세포 내에 칼슘이 증가하면 혈관 벽은 다시 칼슘으로 두꺼워지고 혈관의 내경은 더욱더 좁아져 고혈압의 원인이 될 뿐만 아니라 혈관벽이 탄력을 잃고 붕괴되어 뇌졸중 같은 혈관질환을 유발한다.

그런데 많은 연구가 다행히도 양질의 동물성 단백질을 충분히 섭취하면 식염에 의한 고혈압의 피해를 예방하고 유전적인 소인이 있는 뇌졸중도 방지할 수 있다고 밝히고 있다. 육식과 같은 고단백질 식사를 하면 채식과 같은 저단백질 식사에 비해 나트륨이 재빠르게 오줌으로 배출되어 체내에 나트륨이 축적되지 않아 고혈압이 예방되고 뇌졸중을 방지하게 된다.

한 마디로 양질의 동물성 단백질은 혈관을 탄력 있게 만들고 튼튼하게 유지시킨다. 특히 고기단백질에 들어 있는 메티오닌 같이 유황을 함유한 아미노산 즉, 함유아미노산은 뇌졸중의 발병을 억제하고 혈압을 강하하는 효과가 있는 것으로 알려져 있다. 함유아미노산은 교감신경억제 효과가 있는데, 교감신경은 스트레스를 받으면 자극이 되어 심장의 활동을 왕성하게 만든다. 일반적으로 스트레스에 민감한 사람이 고혈압에 걸리기 쉬울 뿐 아니라 교감신경의 자극에 의해 분비되는 호르몬이 동맥경화를 촉진하고 심근경색을 초래하기가 쉽다. 하지만 고기에 함유되어 있는 함유아미노산은 교감신경을 억제하고, 혈압의 상승이나 심장박동수의 급격한 증가를 억제하는 효과가 있어 참으로 다행이다. 따라서 고혈압을 예방하고 뇌혈관 장애나 심근경색 또는 뇌혈관 경색 등의 성인병을 방지하기 위해서는 양질의 동물성 단백질의 섭취가 꼭 필요하다. 특히 함유아미노산이 들어 있는 고기는 혈관의 건강을 유지하기 위해 매우 좋은 식품이라 할 수 있다.

앞에서도 수차례 언급을 하였지만, 고기단백질은 인체의 면역력을 증진시키는 탁월한 효과가 있다. 예를 들어 고기를 먹으면 콩, 계란, 우유 등을 먹었을 때와 비교하여 면역에서 매우 중요한 역할을 담당하는 림프구의 NK세포가 월등히 활성화된다. NK세포는 암세포나 바이러스에 감염된 세포를 배제하는 기능을 수행하며, 특히 암의 전이를 억제하는 역할을 한다고 알려져 있다. 이처럼 고기단백질은 인간의 생명을 위협하는 결핵균과 같은 강력한 세포나 바이러스의 공격으로부터 우리 몸을 방어하는 임파구의 면역시스템을 강화시킨다. 또한 이러한 면역시스템의 주체인 항체나 보체와 같은 방어단백질의 합성에도 고기의 단백질은 매우 효율적으로 이용된다. 하지만 세포성 면역능력은 60세 이후에 급격히 쇠퇴하고, 항체를 보조하는 보체의 능력도 나이가 들면 감소될 수밖에 없다. 또한 어린아이들도 양질의 단백질을 충분히 공급받지 못하면 면역능력이 떨어지는 것을 피할 수 없다. 면역을 담당하는 모든 것들이 단백질로 만들어지고, 한번 감염이 일어나면 양질의 단백질을 충분히 공급하지 않는 한 짧은 기간에 소모되어 버리기 때문이다.

과학이 발달한 현대 사회가 아무리 감염증의 위협을 잘 예방한다고 하더라도 감염증으로부터 완전무결할 수는 없다. 더욱이 사회가 발달하고 환경이 좋아지면서 역으로 어린아이들이 전통적인 감염증에 무방비로 노출되는 기이한 현상도 벌어지고 있다. 최근 미국에서 홍역으로 아이들이 사망한 것이 그 좋은 예이다. 감염방어는 생체방어시스템에 조그만 문제라도 생기면 완벽한 기능을 수행할 수 없다. 따라서 나이를 불문하고 평소에 양질의 동물성 단백질을 충분히 섭취하여 영양에 편중이 생기지 않게 하는 것이 완벽한 면역시스템 구축에 바람직하다. 간단히 말해 주기적으로 고기를 먹는 것이 면역력 향상에 좋다는 말이다.

필로는 대부분의 사람들처럼 좋은 것이 있으면 자식들이나 가까운 사람들에게 주려고 하는 속성을 가지고 있는데, 이렇게 몸에 좋은 고기를 건강을 위해 안 먹는다는 사람이 주변에 있으면 식육학자로서 적지 않게 스트레스를 받는다. 앞에서 설명한 우리 몸의 면역은 뇌의 역할과도 밀접한 관계가 있기 때문에 강한 스트레스를 받는 상태가 지속되면 면역력이 저하되어 세균이나 바이러스의 공격을 효과적으로 방어할 수 없을 뿐만 아니라 암 같은 질병에도 걸리기 쉽다.

우리나라 국민들의 육류소비량은 2000년까지 지속적으로 증가하여 1인당 년 30kg을 넘어서게 되었다. 그러나 그 이후에는 더 이상 증가하지 않고 있어 필로의 스트레스가 8년간이나 계속되고 있다. 그러나 이렇게 스트레스가 지속되고 있는 필로가 건강을 유지할 수 있는 것은 역시 고기를 꾸준히 섭취하고 있기 때문이다. 많은 사람들도 고기를 먹으면 스태미나stamina가 생기거나 힘이 나는 것을 경험적으로 느껴보았겠지만, 이 같은 체험은 과학적인 실험으로도 명백히 입증된다. 예를 들어 고기가 첨가된 사료를 먹인 동물과 그렇지 않은 동물을 강제로 수영을 시켜보면 고기사료를 먹인 동물이 월등히 오랫동안 활발하게 수영하는 것을 볼 수 있다. 이같이 고기단백질은 항피로 효과가 있기 때문에 마린보이 박태환 선수처럼 좋은 기록을 보유하고 있는 대부분의 운동선수들은 평소에도 고기를 지속적으로 섭취하는 것으로 알려져 있다.

이 밖에도 고기단백질이 건강에 이롭다는 많은 연구결과들이 있다. 최근에는 사람의 정신건강에 영향을 주는 물질로서 중추신경계에 함유되어 있는 세로토닌이 주목을 받게 되었다. 세로토닌은 앞장에서 콜레스테롤을 설명할 때 자세히 언급을 하였는데, 고기에 많이 들어 있는 트립토판이라는 아미노산으로부터 만들어진다. 뇌 속에 세로토닌의 함량이 증가되면 정신이 맑아지고 만족감이나 행복감이 넘쳐 최적의 수면을 할 수 있게 된다. 그래서 우울증 환자들의 뇌 속에는 세로토닌이 정상인보다 부족하다. 만약 트립토판이 많이 들어 있는 고기를 지속적으로 먹으면 우울증 치료에 도움이 될 수 있을 것으로 생각된다.

또 고기에는 사람들에게 행복감이나 유쾌한 기분을 느끼게 하고 아픔을 완화시키는 효과가 있는 아난다마이트라는 물질도 들어 있다. 아난다마이트도 최근에 발견된 물질로서 동물의 세포막에 함유되어 있는 아라키돈산arachidonic acid이라는 지방산에서 만들어진다. 운동을 하면 엔돌핀endorphin이라는 쾌락물질이 뇌에 작용하여 상쾌한 기분이 나는 것처럼 아난다마이트도 유사한 작용을 하여 사람을 행복하고 유쾌하게 만들거나 통증을 완화시키는 효과가 있는 것으로 알려져 있다.

이 외에도 고기단백질의 펩타이드 일종으로 항산화 효과가 있는 갈로신gallocin이란 물질이 있으며, 지용성 비타민 중 항산화 효과가 가장 뛰어난 비타민 E도 그 어떤 식품보다 많이 들어 있다. 체내에서 항산화 효과가 있다는 것은 각종 질병의 발생을 방지할 수 있다는 것을 의미한다. 따라서 항산화 효과가 높은 이러한 물질들이 많이 들어 있는 고기를 주기적으로 먹으면 각종 질병의 발생이 억제되게 된다.

고기의 기능성 물질을 주목하라

필로의 아내는 필로가 고기예찬을 할 때마다 밥이 보약이니 밥만 잘 먹어도 건강할 수 있다고 주장한다. 밥이 보약이라는 말은 필로도 어렸을 적부터 어머니에게 귀가 닳도록 들어왔기 때문에 틀리지는 않겠지만, 공부를 하다 보니 보약도 지나치면 독이 되듯이 밥도 지나치게 많이 먹으면 건강을 해치게 된다는 것을 알게 되었다. 물론 고기도 미국사람들처럼 지나치게 많이 먹으면 좋지 않겠지만, 만약 밥이 보약이라면 필로는 고기야말로 보약 중에 보약이라고 생각한다. 그 이유는 고기 속에 밥에서는 찾아볼 수 없는 우수한 영양성분이 많을 뿐만 아니라 각종 생리활성을 가진 기능성 물질들도 많이 들어 있기 때문이다. 21세기의 과학자들은 고기 속에 들어 있는 이러한 물질들이 현대인들의 건강을 위협하는 각종 질병들을 예방할 수 있다고 말한다.

이제 고기는 대단히 맛이 있을 뿐만 아니라 영양적으로도 매우 우수한 식품이라는 것은 두말 할 필요가 없다. 그런데 최근에는 우리 신체의 역할을 조절하는 즉, 생리활성 작용을 하는 물질들이 고기 속에 많이 들어 있다는 연구가 과학자들의 주목을 받고 있다. 예를 들어 앞장에서 간단히 설명한 세로토닌, 아난다마이트, 갈로신 등도 모두 생리활성을 가진 기능성 물질이라고 할 수 있다. 우리 머리의 뇌 속에 세로토닌이 많아지면 정신이 맑아지고 만족감이나 행복감이 넘쳐난다. 또 아난다마이트도 행복감이나 유쾌한 기분을 느끼게 하고 통증을 완화시키는 기능성을 가지고 있다. 갈로신이나 고기 속에 많은 칼슘 또는 비타민 E도 체내에서 과산화물의 생성을 억제하는 즉, 항산화 역할을 하는 기능성이 있다.

고기 속에는 다양한 기능성 물질들이 여러 형태로 존재하는데, 특히 고기의 단백질은 많은 생리활성 물질들의 자원이 된다. 고기는 약 70%의 수분을 제외하면 대부분이 단백질이기 때문에 고단백질 식품으로 분류된다. 건강에 이로운 많은 생리활성 물질들이 바로 이 고기의 단백질로부터 만들어진다. 식사를 통해 우리 체내에 들어온 고기단백질은 곧바로 아미노산으로 분해되지 않고 먼저 아미노산 몇 개가 붙어 있는 펩타이드로 분해된 다음, 최종적으로 각각의 아미노산들로 분해된다. 그런데 이러한 펩타이드들 가운데 생리활성을 가진 것들이 있으며, 그 중에는 혈압상승을 막거나 콜레스테롤의 상승을 억제하는 것도 있다.

최근 고기의 지방산들 중에 콜레스테롤의 상승을 억제하는 것이 있다고 밝혀진 바 있는데, 고기단백질의 펩타이드 중에도 이 같이 콜레스테롤의 상승을 억제하는 기능을 가지고 있는 것들이 발견되었다. 단백질을 파파인이라는 효소로 분해하는 펩타이드 중에도 콜레스테롤의 상승을 억제하는 효과가 있는 것이 있다. 특히 돼지고기의 펩타이드 중에 이런 효과가 높은 것이 많다고 구명되었다. 고기단백질의 펩타이드가 혈압상승을 억제하는 효과는 혈압을 상승시키는 안지오텐신 II angiotensin II라는 물질의 생성을 억제하기 때문이다.

안지오텐신 II는 안지오텐신 I으로부터 만들어지는데, 안지오텐신 I은 혈압상승 작용이 없지만 안지오텐신 전환효소에 의해 강력한 혈압상승 작용을 하는 안지오텐신 II로 변환된다. 그런데 고기단백질의 펩타이드가 안지오텐신 전환효소의 역할을 저해하여 안지오텐신 II로 변환되는 것을 막기 때문에 혈압의 상승이 억제되는 것이다.

이처럼 고기 속에 들어 있는 기능성 물질들은 점점 많이 밝혀지고 있다. 지방을 연소시키기 위해 꼭 필요한 칼니친이라는 펩타이드도 체내에서 고기단백질이 분해되면서 만들어진다는 것이 최근에 밝혀졌고, 앞에서 언급한 세로토닌이나 아난다마이트 같은 물질도 근래에 알게 되었다.

이 밖에도 고기단백질이 림프구에 작용하여 면역력을 높인다거나 스태미나를 증진시키는 항피로효과를 가지는 것도 모두 고기 속에 들어 있는 생리활성 물질들의 작용 때문이라고 할 수 있다. 또한 한우와 같은 반추동물로부터 생산되는 고기에는 공액리놀렌산인 CLAconjugated linoleic acid가 들어 있는데 CLA는 항암효과, 콜레스테롤 감소효과 등이 있는 것으로 밝혀졌다. CLA는 최근에 체지방 감소효과가 증명되면서 다이어트 물질로도 인기가 높다. 이와 같이 고기 속에 들어 있는 미지의 생리활성 물질들이 속속 밝혀지고 있는데, 특히 내장에 이러한 물질들이 많이 있을 것으로 추정되고 있다. 고기는 동물의 다양한 근육으로부터 얻어지기 때문에 연구에 이용될 수 있는 소재도 무궁무진하다고 할 수 있다. 앞으로도 다양한 생리활성 물질들이 더욱 많이 발견될 것으로 생각된다.

각종 현대인의 질병을 유발하는 고혈압은 순환기질환, 특히 뇌졸중을 일으키는 주요인으로 유전적인 영향을 크게 받는다. 하지만 앞에서 자세히 알아본 바와 같이 식사를 통한 염분의 과다섭취도 고혈압에 매우 지대한 영향을 미치는 것으로 알려져 있다. 그런데 고기를 많이 먹으면 채식을 하는 경우에 비해 염분의 섭취량이 줄어들어 고혈압이 예방된다는 것이 과학적으로 밝혀졌다. 이것은 앞장에서도 설명한 바와 같이 소금의 나트륨은 혈관벽에 수분을 끌어넣어 혈관벽을 팽창시키고 단단하게 만들어 혈압을 상승시키는데, 고기의 단백질은 소금의 나트륨을 재빨리 체외로 배출시키기 때문에 고혈압을 예방한다. 그런데 재미있는 것은 고기를 많이 먹으면 음식을 짜게 먹지 않게 된다는 점이다. 이것은 동물실험의 결과에서뿐만 아니라 사람의 식습관에서도 찾아볼 수 있다.

고기 섭취량이 적은 농촌지역 사람들과 고기 섭취량이 많은 도시지역 사람들을 대상으로 오줌에 들어 있는 나트륨과 단백질의 분해물인 크레아틴의 비율을 조사해 보면 농촌지역 사람들이 크레아틴 대비 나트륨의 비율이 높은 것으로 나타난다. 이 결과는 고기의 섭취량이 적으면 소금을 많이 먹는다는 것을 의미하며, 반대로 고기를 많이 먹으면 소금에 대한 기호성이 떨어져 소금의 섭취량이 줄어든다는 것을 뜻한다. 즉, 채식 위주의 식사를 하면 맛이 없기 때문에 소금의 짠맛에 의지하여 먹게 되지만, 고기는 그 자체가 맛이 있기 때문에 굳이 소금에 의지하지 않더라도 충분한 맛을 느낄 수 있다. 과학자들은 고기의 이러한 감염(減塩)효과는 고기단백질의 글루탐산과 이노신산 때문이라고 말하는데, 글루탐산과 이노신산은 고기를 맛있게 만드는 핵심물질이다. 따라서 고기의 맛 성분인 글루탐산과 이노신산 등도 소금의 섭취를 줄여 고혈압을 예방하는 기능성 물질이라고 해도 그리 틀린 말은 아니다.

여기에 덧붙여 술을 자주 마시는 사람들이 좋아할 만한 흥미로운 연구결과가 있다. 일반적으로 장기간 음주습관이 있는 사람이나 술을 많이 마시는 사람은 그렇지 않은 사람보다 고혈압에 걸릴 확률이 높으며 간도 나빠진다고 알려져 있다. 그런데 고기를 많이 먹으면 알코올에 의한 간의 손상을 막을 수 있다는 연구의 결과가 나와 주목을 받고 있는 것이다. 연구 내용을 살펴보면 실험용 쥐에게 고기단백질과 콩단백질을 급여한 다음 알코올을 섭취하게 하였더니 고기단백질로 사육한 쥐가 알코올을 훨씬 잘 마시는 것으로 나타났으며, 혈액 중의 알코올 농도도 2배나 빠르게 감소하였다. 또 콩단백질에는 부족한 메티오닌을 사료에 첨가하여 쥐에 급여하였더니 알코올 분해능력이 고기단백질로 사육한 쥐와 같아지는 것으로 나타났다.

이 같은 결과는 고기단백질이 콩단백질보다 알코올 처리능력이 월등히 뛰어나며, 그 이유가 콩에는 부족한 아미노산인 메티오닌 때문이라고 한다. 또 고기단백질로 사육한 쥐의 간 기능장애를 측정하는 GOT나 GPT 수치도 콩단백질로 사육한 쥐에 비해 낮은 것으로 나타났는데, 이는 고기단백질이 빠른 알코올 처리능력으로 간장을 보호한다는 것을 의미한다. 따라서 술을 마시는 사람들은 고기를 안주로 먹는 것이 간장 보호를 위해서도 좋을 것으로 보인다.

최근에 서울대학교 의과대학 미생물학교실의 성승용 교수는 매우 흥미로운 연구결과를 발표했다. 성승용 교수에 따르면 고기 속의 지방을 잘 이용하면 암까지 치료할 수 있다고 한다. 지방의 분자는 정자처럼 둥근 머리에 꼬리가 달린 형태인데 머리는 물과 친하고 꼬리는 물과 친하지 않다. 일반적으로 체내에서 생성된 지방은 지방분자들이 꼬리를 안쪽으로 감추고 물과 친한 머리들이 바깥쪽으로 향한 둥근 공과 같은 모양을 하고 있어 인체의 면역계가 같은 편으로 여겨 공격하지 않는다. 하지만 삼겹살과 같은 고기에 있는 지방은 꼬리가 많이 노출되어 있어 면역계의 작동으로 공격을 받기 쉽다. 그러나 다행히 보통 때는 간에서 분비되는 쓸개즙에 의해 꼬리가 감춰지게 된다. 그런데 우리 몸속의 암세포는 같은 편이 아닌 적이지만 면역계가 제대로 작동하지 않기 때문에 체내에서 마음대로 세력을 확장시킬 수 있다. 만약 암환자에게 꼬리가 노출된 지방성분 즉, 고기의 지방성분을 면역증강제로 사용하면 작동하지 않던 면역계가 활성화되고 암세포를 적으로 인식하여 공격할 수 있다는 것이 성승용 교수의 주장이다. 다시 말하면 고기의 지방을 이용하여 암도 치료할 수 있다는 것인데, 성 교수의 이러한 연구는 세계적으로 가장 권위 있는 학술지인 네이처에 발표되었다. 과학자들 사이에서는 충분히 그럴 수 있다고 받아들여진다는 말이다.

이처럼 고기 속에는 건강에 이로운 생리활성 물질이나 기능성 물질들이 너무나 많이 들어 있기 때문에 필로는 고기가 마치 건강보조식품처럼 느껴진다. 현재 시중에는 많은 건강보조식품들이 인기리에 판매되고 있는데 거의가 여러 가지 식품들로부터 추출하거나 인공적으로 합성한 것들이다. 필로는 굳이 이렇게 가공된 것이나 합성된 건강보조식품을 먹는 것보다 고기와 같은 자연식품으로 섭취하는 것이 부작용도 적고 건강에 훨씬 좋을 것이라 생각한다.

더욱이 이러한 건강식품에 관심이 많은 우리나라에서는 최근에 다양한 생리활성 물질들을 가축에 급여해 고기 속에 축적시킨 브랜드육들을 많이 개발, 판매하고 있기 때문에 맛있는 고기를 먹으면서 동시에 다양한 생리활성 물질도 섭취할 수 있게 되었다. 예를 들면 항암 효과나 다이어트 효과가 있는 CLA를 돼지고기에 축적시킨 CLA포크가 있는데, 화학적으로 합성된 CLA 제제를 먹는 것과 돼지고기에 함유되어 있는 CLA를 섭취하는 것은 분명 차이가 있을 수밖에 없다. 이 밖에도 DHA, EPA, 사포닌, 키토친 등 건강을 보조할 수 있는 다양한 기능성 물질들을 이용한 브랜드육들이 많이 있으므로 이제는 건강을 위해서라도 이런 고기들을 주기적으로 섭취하는 것이 좋을 거라고 필로는 생각한다.

비타민과 미네랄도 풍부한 고기

필로가 육식을 주제로 아내와 논쟁을 펼칠 때, 종종 서로의 감정이 다치기도 하지만 그래도 비교적 평안한 가정을 유지할 수 있는 것은 자존심 죽일 줄 아는 필로의 용기 있는 인내와 눈물겹도록 치밀하게 계산된 노력 때문일 것이다. 필로는 한 가정이 평화롭기 위해서는 무엇보다 아내가 행복해야 하며, 아내의 행복을 위해서는 아내의 지갑을 풍요롭게 해주는 것이 최상의 방법이라고 생각한다. 하지만 그것만으로는 아내를 100% 행복하게 만들 수 없으며, 부족한 2%를 충족시켜주기 위해서는 주기적인 선물과 이벤트가 필요하다. 아주 작은 선물이라도 또는 조금은 유치한 이벤트라도 적기에 사용하면 기발한 효과를 발휘하게 되고, 행복한 아내로 인해 필로의 집은 평안을 유지할 수 있게 된다. 필로의 집과 마찬가지로 우리의 몸도 단백질, 지방, 탄수화물의 3대 영양소가 기본적으로 필요하지만, 이것만으로 신체를 원활하게 유지하기에는 2% 정도가 부족하다. 미량이지만 비타민과 미네랄이 필수적으로 필요하다. 자동차가 휘발유만으로는 움직일 수 없고 윤활유가 꼭 필요하듯이 3대 영양소가 휘발유라면 비타민과 미네랄은 우리 몸속에서 윤활유와 같은 역할을 하기 때문이다.

고기에는 야채나 과일 등에 부족한 비타민과 미네랄이 충분히 들어 있기 때문에 현대인들의 건강을 위해 더욱 필요한 식품이라고 할 수 있다. 비타민이나 미네랄이 우리 몸을 건강하게 유지하기 위해 꼭 필요하다는 것은 이미 상식적으로 잘 알려진 사실인데, 중요한 것은 우리 몸이 비타민이나 미네랄을 스스로 만들지 못하기 때문에 각종 식품을 통해 충분히 공급받아야 한다는 점이다.

우리 몸은 식사를 통해 섭취한 영양소들을 자신의 몸에 필요한 물질로 만들어 생명활동에 사용하고 불필요한 물질들은 체외로 배출한다. 우리의 몸속에서 벌어지는 이러한 일련의 화학반응을 대사(代謝)라고 한다. 음식물의 소화, 흡수, 에너지

생산, 손상된 조직의 회복이나 재생, 노폐물의 배설 등이 대사의 일환으로 이루어진다. 우리 몸속에서 일어나는 대사는 어떤 물질로부터 새로운 물질을 합성하는 것과 어떤 물질을 별도의 물질로 분해하는 것으로 나눌 수 있다. 이 2가지 대사 모두 효소라는 단백질이 필요하다. 즉, 효소는 생체 내의 화학반응을 원활하게 촉진하는 촉매의 역할을 한다. 이러한 효소가 활성화되어 제대로 역할을 수행하기 위해서는 비타민과 미네랄 같은 미량성분들의 도움을 받아야 한다. 만약 비타민이나 미네랄이 부족하면 효소가 활성화되지 않고, 그 결과 생체 내에서 벌어지는 모든 생화학적 반응이 제대로 이루어지지 않기 때문에 몸의 상태가 붕괴된다. 쉬운 말로 비타민이나 미네랄이 결핍되면 건강을 잃고 각종 질병에 걸리게 된다는 말이다.

최근 우리나라도 선진국의 대열에 들어서면서 비타민이나 미네랄의 결핍증을 거의 벗어난 것처럼 보이지만 몇몇 미량원소들의 잠재적 결핍증은 아직도 우려되는 상황이다. 우리의 식생활이 가공식품에 편중되거나 고기를 먹지 않고 채식 위주의 식단으로 다이어트를 하는 등으로 변하면 미량영양소의 균형이 깨지기 쉽다. 현대인들에게 종종 나타나는 부정수소(不定愁訴)증후군이란 것이 있다. 특별히 어떤 질환에 걸린 것도 아닌데 어딘지 모르게 나른하고 피곤하며 부정기적으로 몸이 괴로운 현상을 말한다. 많은 전문가들은 부정수소의 원인을 특정 비타민이나 미네랄의 결핍이라고 지적하면서 이 질환에 걸리지 않기 위해서는 평소에 어떤 음식이든 특별히 좋아하지도, 싫어하지도 말고 골고루 섭취하여 미량영양소가 부족하지 않도록 해야 한다고 말한다. 이 같은 사실은 특히 채식주의자들이나 채식 위주의 식사를 하는 사람들이 특별히 관심을 가져야 한다. 고기를 많이 먹지 않는 우리나라 사람들은 에너지원으로 쌀이나 밀가루 등 당분을 많이 섭취하기 때문에 비타민 B_1이 부족하기 쉽다. 하지만 비타민 B_1은 돼지고기에 풍족히 들어 있기 때문에 하루에 120g 정도만 먹으면 1일 필요량을 충족시킬 수 있다. 많은 사람들이 '고기에도 비타민이 들어 있어?'라고 생각할지 모르지만 고기에는 식물성 식품에 부족하기 쉬운 비타민 B_1뿐만 아니라 지용성 비타민 A와 D가 풍부히 들어 있다. 야채나 과일에는 비타민 C와 프로비타민 A의 카로틴, 엽산 등이 많이 들어 있고 고기에는 그 외의 것들이 충분히 들어 있기 때문에 샐러드를 먹어도 고기가 있는 샐러드를 먹어야 특정 비타민의 부족을 막을 수 있다.

　필로의 아내가 밥이 보약이니 밥만 잘 먹어도 건강할 수 있다고 주장하는 것은 비타민만 고려하면 틀린 말이 된다. 실제

밥을 주식으로 하는 우리나라 사람들은 혈액 중에 비타민 B_1의 수치가 정상 이하인 사람이 많고 잠재적 결핍증도 확산되고 있는 추세이다. 분명 김이 모락모락 나고 윤기가 번지르르한 하얀 쌀밥을 보면 고기반찬 없이 김치 하나만 가지고도 훌륭한 한 끼 식사가 된다. 하지만 이렇게 탄수화물로 편중된 식사는 체내대사에 필수적인 비타민 B_1을 부족하게 만든다. 비타민 B_1 결핍증으로 가장 유명한 질병이 각기병이다. 정백미보다 현미, 미정백미 또는 보리를 혼식하면 비타민 B_1의 부족을 해결할 수 있다. 그러나 결정적으로 돼지고기를 섭취하면 모든 문제가 한 번에 쉽게 해결된다. 우리나라 전통 음식 중에 순대가 있는데, 소와 돼지의 간은 비타민과 미네랄의 보고라고 할 만큼 좋은 식품이다. 간에는 당분의 대사에 필요한 비타민 B_1과 지방의 대사에 필요한 비타민 B_2뿐만 아니라 단백질의 대사에도 부족함이 없는 비타민 B_6, 비타민 B_{12} 및 지용성 비타민 A와 비타민 D도 충분히 들어 있다.

고기가 빈혈에 좋은 식품이라는 것은 잘 알려진 상식이다. 특히 간은 철Fe이나 아연Zn뿐만 아니라 구리Cu, 망간Mn 등과 같은 미량원소가 많이 함유되어 있다. 고기가 빈혈이 있는 사람에게 좋은 이유는 고기에 함유되어 있는 철이 힘철heme iron이기 때문이다. 힘철은 흡수율이 20% 내외로, 시금치 등에 들어 있는 비힘철의 흡수율이 약 5% 전후인 것과 비교해 보면 매우 높은 흡수율이라고 할 수 있다. 따라서 빈혈이 있는 사람이나 매달 생리로 인해 상당량의 혈액을 잃는 여성들은 효과적인 철분의 보충을 위해 고기를 주기적으로 섭취하는 것이 바람직하다. 특히 돼지의 간은 피를 만드는 비타민으로 알려진 비타민 B_{12}도 풍족히 가지고 있는 훌륭한 식품이다.

비타민과 마찬가지로 미네랄도 세포의 기능이나 효소의 역할을 돕는 물질로 어떤 특정 식품 하나로부터 충분히 보급받기 힘들다. 따라서 여러 식품으로부터 다양한 미네랄을 섭취하는 것이 바람직하다. 미네랄도 우리 체내의 필요량은 미량이지만 부족하면 결핍증에 걸리는데, 비타민과 달리 섭취가 과다하면 과잉증에 의한 문제가 발생하기 때문에 적절한 섭취가 이루어져야 한다. 예를 들면 항산화 작용이 있는 셀레늄selenium은 90 ~150μ/g이 권장되는데, 만약 그 3배 이상을 섭취하면 유해한 것으로 알려지고 있다.

한편, 미네랄 중에는 나트륨처럼 섭취가 지나칠까 걱정이 되는 것도 있으며 반대로 칼슘처럼 섭취가 부족할까 염려되는 것도 있다. 특히 우리나라 전통적인 식단은 그 구성상 칼슘이 부족하고 나트륨이 많아 걱정인데, 다행히도 고기는 나트륨이 적은 반면 칼슘이 많이 들어 있다. 여기에 덧붙여 앞장에서 자세히 설명한 바와 같이 고기 속에 함유되어 있는 양질의 단백질은 체내에 남아 있는 염분을 재빨리 배출하는 역할을 하기 때문에 식염의 과잉섭취로 인한 문제를 최소화할 수 있다. 즉, 고기를 적극적으로 먹으면 나트륨의 과잉으로 인한 고혈압이나 동맥경화를 예방할 수 있다는 것이 전문가들의 의견이다.

또 미네랄은 각각 미네랄 사이의 상호균형이 매우 중요하다고 알려져 있다. 예를 들어 칼슘과 마그네슘의 균형이 나쁘면 허혈성심장질환에 걸릴 위험성이 높아진다. 역학조사에서 식사를 통해 칼슘을 적게 섭취하고 마그네슘을 많이 섭취하는 나라에서는 허혈성심장질환의 사망률이 낮은 것으로 나타났다. 이런 결과를 토대로 마그네슘은 허혈성심장질환을 예방하는 효과를 가지고 있는 것으로 추정된다. 일반적으로 세포 내의 미네랄 균형을 칼슘과 마그네슘의 비율로 따질 때, Mg/Ca의 수치가 낮아질수록 허혈성심장질환에 걸리기 쉬운 것으로 추정되고 있다. 그런데 육류의 Mg/Ca 수치는 소고기 4.0, 돼지고기 2.5, 닭고기 3.2, 햄 3.8, 소시지 1.2인 반면 쌀밥은 1.0, 콩은 0.6, 양배추는 0.3에 불과하다. 따라서 고기는 칼슘과 마그네슘의 균형을 고려할 때도 식물성 식품에 비해 매우 뛰어난 식품이라고 할 수 있다.

필로는 우리나라의 식단이야말로 세계적으로 가장 우수한 식단이라고 생각한다. 그러나 최근 우리의 식생활이 간편식으로 변하면서 미네랄의 균형이 점차 붕괴되고 있는 것 같아 안타깝다. 모든 식품의 정제도가 크게 발달한 것이 미네랄 붕괴의 주요인인데, 과거에는 현미나 절반 정도 정제된 쌀로 밥을 해먹었으나 요즈음에는 정백미가 주류를 이루고 있다. 또한 설탕이나 밀가루도 잘 정제된 하얀 것밖에 없다. 이렇게 정제도가 좋을수록 전반적으로 미네랄의 함량은 감소할 수밖에 없다. 여기에 더해 인스턴트 식품과 같은 가공식품들의 정제도는 더욱 높다. 게다가 장기간 유통을 위한 보존제로 인의 일종인 폴리인산Poly-phosphoric acid을 사용하는 것도 문제이다. 일반적으로 간편가공식품은 맛을 진하게 하기 위해 식염을 첨가하거나 기름에 튀긴 것들이 많은데, 기름은 미네랄을 전혀 함유하고 있지 않으며 식염은 나트륨의 과잉섭취를 유발한다. 따라서 현대인들, 특히 어린이들이 즐겨먹는 스낵이나 패스트푸드와 같은 식품들은 미네랄의 균형을 잃게 만들 위험성이 매우 높다.

성인여성들의 경우 미네랄 균형이 붕괴되는 주요 이유는 체중을 줄이기 위한 다이어트이다. 체중감량을 위해 지나치게 음식의 섭취량을 줄이거나 또는 특정 음식 위주로 편식을 하게 되면 철이나 아연의 잠재적 결핍증이 생길 수 있다. 그러나 앞에서 설명한 바와 같이 고기는 다양한 미네랄을 풍부히 함유하고 있기 때문에 하루에 일정량씩 먹는 것만으로도 미네랄의 결핍을 쉽게 피할 수 있다.

채식 위주의 식사를 즐겨 하는 필로의 아내는 매일 밤 과일도 꼭 챙겨 먹기 때문에 비타민과 미네랄의 결핍을 전혀 걱정하지 않아도 된다고 말한다. 하지만 과일이나 야채에 우리 몸이 필요로 하는 모든 미량영양소가 빠짐없이 모두 들어 있다고 믿는 것은 대단한 착각이다. 과일이나 야채에도 부족한 비타민이나 미네랄이 많이 있으며 그 부족한 미량영양소들이 고기에는 풍족히 들어 있다. 또 중요한 사실은 고기에 있는 미량성분들의 소화흡수율이 식물성에 비해 높다는 점이다. 여기에 덧붙여 비타민과 미네랄은 상호협력하여 균형을 이루면서 우리 몸 전체의 기능을 조절하기 때문에 여러 식품으로부터 다양한 미량영양소를 풍족히 공급받는 것이 건강을 위해 바람직하다.

많은 사람들이 비타민이나 미네랄이라고 하면 필로의 아내처럼 과일이나 야채, 또는 해초나 유제품 등만 생각하고 고기는 생각하지 않는다. 이것은 균형 있는 미량영양소의 섭취와 다소 거리가 있는 생각이다. 앞에서 설명한 바와 같이 고기야말로 각종 미량영양소를 부족함 없이 공급할 수 있는 대단히 훌륭한 식품이기 때문이다.

Part 3

풍요로운 삶을
위하여

왜 고기는 맛이 있는가?

한 가지 재미있는 것은 필로가 고기를 자주, 그것도 많이 먹는 것을 못마땅해하는 필로의 아내도 종종 고기를 먹고 싶어 할 때가 있다는 사실이다. 평소 고기 먹는 것을 의도적으로 피하고 채식 위주의 식사를 즐겨 하는 그녀도 때가 되면(?) 고기가 먹고 싶다고 하는데, 그 이유를 물으면 '왠지 몸이 고기를 원하는 것 같아서' 또는 '그래도 고기가 맛은 있으니까'라고 대답을 한다. 그렇다. 고기는 확실히 맛이 있는 식품이며, 또 몸이 필요로 할 만큼 좋은 영양소를 풍족히 함유하고 있는 최고의 식품이다. 그렇다면 왜 고기는 그 어떤 식품보다 사람의 입맛을 사로잡을 만큼 맛이 있으며, 한

번 그 맛을 경험하고 나면 좀처럼 잊지 못하는 것일까? 그 맛의 비밀을 오늘날 현대의 과학은 하나하나씩 풀어내고 있다.

일반적으로 우리가 음식을 먹으면 입에서 느끼는 맛은 5가지로 그것은 단맛, 쓴맛, 짠맛, 신맛, 감칠맛이다. 보통 사람들은 단맛(甘味), 쓴맛(苦味), 짠맛(塩味) 및 신맛(酸味)은 잘 알고 있으나 감칠맛에 대해서는 생소할 것이다. 학계에서 우마미umami(旨味)로 알려지고 있는 감칠맛이란 맛에 대해 많은 연구를 하는 일본에서 발견하여 명명한 것이다. 기존에는 세상에 존재하는 모든 음식의 맛이란 단맛, 쓴맛, 짠맛, 신맛의 4가지 맛의 조합으로 이루어진다고 알려져 왔다. 하지만 일본의 과학자 이케다Kikunae Ikeda 박사는 육수를 만들기 위해 다시마를 잘 우려내면 4가지의 맛으로는 설명할 수 없는 또 다른 제5의 맛 즉, 자꾸 끌리는 고기의 맛 같은 신비한 맛을 발견하고 이것을 우마미로 명명하였다.

이후 과학자들은 감칠맛인 우마미의 정체가 아미노산 중 하나인 글루탐산glutamic acid이라는 것을 알아내었고, 글루탐산을 정제하여 조미료인 MSGmonosodium glutamate를 만들어내었다. MSG 자체는 밋밋하여 맛이 없지만 다른 맛 성분과 결합하면 그 맛을 몇 배씩 증폭시키는 역할을 하는 것으로 알려져 있다.

잘 구운 고기 한 점을 입에 넣고 씹으면 확실히 다른 음식과 구별되는, 특히 식물성 식품에서는 느낄 수 없는 감칠맛이 나온다. 이것은 고기의 단백질이 분해되어 나오는 아미노산들에 의해 만들어지는 맛이다. 이런 아미노산들이 만들어내는 맛 중에 글루탐산이 감칠맛에 영향을 미친다. 하지만 글루탐산은 야채나 다른 식물성 식품에도 들어 있기 때문에 고기 특유의 맛을 결정하는 성분이라고 할 수 없다. 야채와 같은 식물성 식품에는 없는 감칠맛의 성분이 고기에는 있는데, 그것이 바로 IMP, 이노신산inosinic acid이다. 이노신산은 생체에너지라고 할 수 있는 ATP가 분해되면서 생기는 것으로 움직임이 없는 식물들은 ATP가 거의 없기 때문에 이노신산을 생성하지 못한다. 하지만 동물의 근육에는 ATP가 다량 함유되어 있어 많은 이노신산이 만들어진다. 이노신산은 핵산조미료의 핵심원료로 사용되어지는 물질로 글루탐산과 결합하면 비약적으로 맛이 증진된다. 야채나 콩과 같은 식물성 식품에도 글루탐산이 있지만 고기에 비해 감칠맛이 없는 이유는 고기에 있는 이노신산이 글루탐산과 함께 좋은 맛을 폭발적으로 증폭시키기 때문이다. 즉, 이노신산이야말로 고기의 감칠맛을 내는 본체인 셈이다.

확실히 고기가 들어 있는 국물과 그렇지 않은 국물은 눈을 감고 먹어도 그 맛의 차이를 구별할 수 있다. 이것은 고기 속의 이노신산에 의해 감칠맛이 나느냐 안 나느냐의 차이라고 할 수 있다. 아마도 고기 먹는 것을 꺼리는 필로의 아내도 때가 되면 고기가 먹고 싶어지는 이유가 바로 채식에는 없는 이노신산에 의한 고기의 감칠맛이 그리워지기 때문일 것이다. 그런데 필로는 이렇게 고기가 먹고 싶어지는 욕구야말로 우리가 생명을 유지하는 데 꼭 필요한 현상이라고 생각한다. 인간은 생명을 유지하고 종족을 보존하기 위해서 식욕을 꼭 유지하여야 하는데, 먹고 싶은 맛있는 음식이 있다는 것이야말로 건강하게 살아 있다는 사실의 좋은 반증이 된다. 그런 의미에서 아무리 의도적으로 먹지 않으려 해도 먹고 싶어지는, 그런 감칠맛 나는 고기가 있다는 것은 건강하고 풍요로운 삶을 위한 축복인 것이다.

고기 속에는 우리가 생명현상을 유지하기 위해 필요로 하는 최고로 좋은 양질의 단백질이 들어 있다. 그렇다고 우리가 고기 속에 양질의 단백질이 있기 때문에 고기를 억지로 먹지는 않는다. 그냥 고기는 맛이 있기 때문에 먹는 것인데, 고기가 먹고 싶어진다는 것은, 다시 말해 고기의 감칠맛이 그리워진다는 것은 우리 몸이 생명유지를 위해 고기 속에 들어 있는 양질의 단백질이 필요하다는 것을 신호로 보내는 것이라고 할 수 있다.

그래서 필로는 아내가 "오늘 문득 고기가 먹고 싶어지네요"라고 말하면 주머니 사정이야 어떻든지 간에 지체 없이 고깃집으로 그녀를 데리고 간다. 그녀의 몸이 생명유지를 위해 양질의 단백질을 원한다는 신호를 보내고 있기 때문이다. 이렇게 우리의 몸이 입맛을 통해 신호를 보내는 것은 어린아이들을 보아도 쉽게 알 수 있다. 아무것도 모르는 어린아이들도 단맛, 쓴맛, 짠맛, 신맛, 감칠맛에 대한 반응이 제각각이다. 이러한 맛에 대한 모든 경험은 유전적으로, 또는 학습을 통해 기억에 저장된다.

예를 들어 활동량이 많아 에너지 소비가 많은 어린아이들은 단맛을 선호하고 쓴맛에 대해서는 심한 거부감을 보인다. 단맛은 에너지가 필요하다는 신호로 기억하고, 쓴맛은 식물의 알카로이드alkaloid로 대표되는 유독물로 인식하여 위험하다는 신호로 기억하는 것이다.

이밖에도 여자가 임신을 하면 평소 먹지 않던 음식이 먹고 싶어지는 것도 몸이 그 음식에 들어 있는 특정 영양성분이 필요하다는 사실을 신호로 보내는 것이라 할 수 있다. 이렇듯 고기는 단맛이나 감칠맛이 강해 모든 인간의 입맛을 사로잡는 것을 감안하면 확실히 인간의 생명유지에 꼭 필요한 식품이 아닐 수 없다.

한편, 고기가 다른 식품에 비해 맛이 있는 것은 이노신산에 기인한 감칠맛 때문이지만 전적으로 그것 때문만이라고는 할 수 없다. 맛이라고 하는 것은 매우 복잡하기 때문에 다양한 성분이 복합적으로 작용하여 고기의 맛을 결정한다. 또 고기의 맛은 주로 혀에서 느끼지만 코에서 느끼는 냄새나 입안에서 느껴지는 압력과 열감 등도 전체적인 고기의 풍미에 영향을 미친다. 특히 고기의 풍미는 맛보다는 냄새가 더 중요하게 작용하는데, 고기 속에 들어 있는 지방이 풍미에 결정적인 역할을 한다.

실제 고기의 진정한 풍미는 요리를 위한 가열처리를 할 때 발현된다. 가열 후 약 천 개 이상의 휘발성 물질들이 생성되면서 풍미가 만들어지는데, 이 가운데 지방은 융점이 낮고 휘발성 물질들을 많이 함유하고 있기 때문에 맛있는 고기의 냄새를 책임지는 1차적인 물질이라고 할 수 있다. 소고기나 돼지고기 또는 닭고기의 독특한 향미가 바로 이 지방에 의해 만들어진다. 또한 지방은 고기를 먹을 때 부드러운 식감이나 고기가 질기지 않게 하는 중요한 역할도 한다. 고기의 단백질은 가열하면 단단히 굳어지지만 지방은 녹아나기 때문에 요리된 고기의 조직감을 부드럽게 만드는 역할을 한다. 따라서 일반적으로 고기 속에 근내지방이 많은, 소위 마블링marbling이 많은 상강육

(霜降치)이 그렇지 않은 고기에 비해 맛이 월등히 좋은 것으로 평가된다.

그런데 정말 고기 속에 지방이 많을수록 맛이 좋아지는 것일까? 여기에 대해서는 식육학자인 필로도 한 마디로 대답할 수 없는데, 그 이유는 맛은 매우 주관적인 것이고 경험이나 교육의 효과도 크기 때문이다. 분명 닭가슴살과 같이 지방이 없는 고기를 요리하면 기름기가 없어 퍽퍽하고 맛이 없으며, 꽃등심같이 지방이 많은 고기는 기름기가 많아 부드럽고 맛도 좋게 느껴진다. 하지만 고기를 매일 매끼 먹는다면 이야기가 달라질 수 있다. 고기를 많이 먹는 유럽의 사람들은 고기 속에 지방이 많은 것을 꺼리며 오히려 지방의 맛보다 숙성된 단백질의 맛을 더 선호한다. 고기를 보통 사람들보다 많이 먹는다고 자부하는 필로도 지방의 맛보다는 단백질의 맛을 더 좋아하는데, 지방은 가볍고 옅은 맛을 내지만 잘 숙성된 고기의 단백질은 깊고 우아한 맛을 내기 때문이다. 그래서 개인적으로 필로는 마블링이 좋아도 숙성이 안 된 고기보다 마블링이 많지 않아도 숙성이 잘 된 고기가 훨씬 맛있다고 생각한다. 하지만 고기를 많이 먹어보지 못한 우리나라의 많은 사람들은 숙성이야 어떻든지 지방만 많으면 고기가 맛있다고 평가를 한다. 그건 아마도 지난날 고기를 많이 못 먹었던, 동물성 지방의 섭취가 부족하였던 시절의 기억이 경험적으로 남아 있기 때문이기도 하지만 고기 섭취에 대한 미국식 방식을 교육받은 결과이기도 하다.

필로는 맛은 교육에 의해서도 결정된다고 생각한다. 우리 아이들이 맵다고 싫어하는 김치도 계속 맛있는 것이라고 교육하면서 반복적으로 먹이다 보면 어느새 김치가 없으면 밥을 못 먹을 정도로 김치는 맛있는 음식이 된다. 마찬가지로 고기의 맛도 교육의 효과가 매우 크다고 할 수 있다.

우리나라는 미국의 영향을 많이 받아 미국사람들처럼 마블링이 많은 고기가 맛있는 고기라는 교육을 받았다. 고기를 많이 못 먹었던 우리나라는 1988년 서울올림픽이 열리기 전까지만 하더라도 고기를 구워 먹는 문화에 익숙하지 않아 마블링에 대한 개념조차 없었다. 올림픽 이후 고기를 구워 먹기 시작하면서 마블링이 많은 냉장육이 맛이 있다는 것을 경험하게 되었다. 사실 우리가 냉장육이나 마블링과 같은 단어를 본격적으로 사용하기 시작한 것은 불과 몇 년 전인 1990년대 초부터이다. 그러니까 우리나라에 도체등급제가 시행되고 미국산 냉장쇠고기가 본격적으로 수입되면서 그런 단어들을 사용하기 시작한 것이다. 물론 미국식 고기섭취 방식인 마블링이 많은 고기가 맛있는 고기라는 지속적인 홍보와 교육이 있었고, 이제 우리도 미국처럼 마블링이 많은 고기가 당연히 맛있는 고기가 되었다. 이 같은 현상은 우리뿐만 아니라 가까운 일본이 먼저 똑같이 경험하였고, 현재 일본이나 우리나라의 소도체등급제는 미국과 마찬가지로 마블링이 많은 것이 우수한 등급을 받도록 설정되어 있다. 하지만 고기의 섭취량이 비교적 많은 호주나 유럽의 많은 사람들은 마블링이 지나치게 많은 고기를 오히려 싫어한다는 점은 생각해 볼 필요가 있다.

물론 근내지방이 많은 즉, 마블링이 많은 고기가 맛있게 느껴진다는 것에는 의심의 여지가 없다. 앞에서 설명한 바와 같이 고기 속에 지방이 많으면 가열할 때 맛있는 냄새의 원인인 휘발성 물질들이 많이 나온다. 또 육단백질을 감싸고 있는 지방조직들이 녹아내려 단단해진 단백질들을 쉽게 뭉그러지게 만들며, 분해된 지방의 성분들이 입안의 침샘을 자극하여 다량의 침이 분비되어 다즙성이 좋아진다. 게다가 우리나라 사람들은 고기를 그리 많이, 또 자주 먹지 않기 때문에 고기로부터 섭취하는 동물성 지방을 미국사람들처럼 건강을 해칠 만큼 많이 섭취하지 않는다. 그래서 어쩌다 한번 회식날에 지방함량이 매우 많은 삼겹살이나 꽃등심 같은 고기를 맛있게 먹는다고 해서 건강에 좋지 않을 것이라 생각하지 않는다. 하지만 매일 삼겹살이나 꽃등심을 먹는다면 이야기가 달라질 수 있다. 또 삼겹살의 지방은 근육과 근육 사이에 있는 근간지방이라고 할 수 있는데, 근간지방은 근육 내에 있는 근내지방(마블링)과 그 구성성분에서 약간의 차이가 존재한다. 일반적으로 고기섭취량이 많은 미국이나 유럽에서는 근간지방을 우리나라처럼 잘 먹지 않기 때문에 우리가 근간지방이 많은 삼겹살이나 꽃등심을 맛있게 구워먹는 것도 잘 이해하지 못한다. 필로도 우리나라 사람들의 근간지방이 많은 부위를 선호하는 식습관은 이제 그만 변화되어야 한다고 생각한다. 맛있고 영양가 높은 고기를 더욱 많이 섭취하기 위해서는 근간지방의 섭취를 피하고 단백질과 함께 어우러져 있는 근내지방의 섭취에 관심을 기울일 필요가 있다.

>> 16
건강하고 맛있게 고기를 먹는 방법

그때는 왜 그랬는지 모르지만 결혼 전 필로는 아내의 겉과 속이 다른, 아니 너무 복잡하여 정상적인 두뇌로는 이해할 수 없는 그녀의 이중성까지도 매력적으로 보였다. 약간은 서구적이고 도시적인 외모를 가진 그녀가 손도 못 잡게 할 정도로 촌스럽고 보수적인 사고방식을 가지고 있는 것도 좋았고, 당시 유행하는 패션의 멋쟁이 아가씨 차림을 한 그녀가 감자탕이나 보리된장밥을 맛있게 먹는 모습도 좋았다. 물론 그때는 필로의 눈에 콩깍지가 껴있었기 때문에 그녀의 모든 것이 매력적으로 보였겠지만, 그래도 만약 그녀가 극단적인 좌파나 우파의 편향적인 모습을 보였다면 그렇게 매력적으로 보이지 않았을 것이 분명하다. 젊은 날 필로의 눈에는 외모나 사고가 지나치게 도시적인 아가씨가 좋아 보이지 않았고, 그렇다고 또 촌스러운 외모에 보수적인 사고방식을 가진 아가씨도 좋아하지 않았기 때문이다. 역시 여자는 필로의 아내처럼 각양각색의 색깔을 가지고 요일에 따라 변덕도 부리고 때로는 부드럽게 때로는 앙칼지게, 오늘은 고기를 먹고 내일은 채식을 하고, 그렇게 다양한 모습을 보여야 매력적이라고 필로는 주장하고 싶다. 음식도 마찬가지이다. 필로의 아내처럼 매일 다양한 모습을 보여야 나날의 삶이 극적인 체험(?)으로 가득하고 풍요로워지는 것처럼 음식도 많은 식재료가 여러 맛을 절묘한 균형으로 이루고 있어야 맛도 좋고 건강에도 이롭다. 그렇다. 확실히 지나치게 육식이나 채식으로 치우치는 것은 좋지 않고, 고기도 야채나 버섯 또는 곡물 등과 함께 섭취하는 것이 건강에 좋다고 많은 영양학자들은 말하고 있다.

우리는 고기를 먹을 때 오로지 고기만 먹지 않는다. 음식점에서 고기를 구워 먹을 때도 상추나 깻잎에 싸서 마늘을 된장에 찍어 먹는다. 집에서 고기를 이용하여 요리를 만들 때도 버섯이나 감자 또는 당근과 같은 야채와 함께 만든다. 서양식 레스토랑에서 스테이크를 먹을 때도 삶은 브로콜리나 으깬 감자,

살짝 데친 당근 또는 푸른 야채샐러드 등을 같이 먹는다. 또 장조림과 같은 고기반찬을 만들 때도 고추나 통마늘이 들어가고 하다못해 고기를 볶을 때도 버섯이나 야채를 넣고 같이 볶는다. 이렇게 고기는 항상 색깔이 있는 야채나 곡물 등과 함께 요리를 해서 먹는데, 색이 좋은 식재료와 함께 조리된 고기요리는 맛있게 보여 식욕을 자아낼 뿐만 아니라 몸이 요구하는 영양성분들이 골고루 들어 있어 건강에도 매우 좋다고 할 수 있다. 특히 야채는 고기에는 부족한 비타민 C나 칼륨과 같은 미네랄, 그리고 섬유질이 풍부하기 때문에 고기와 함께 섭취하는 것이 영양학적으로 바람직하고 고기의 색깔과도 잘 어울려 요리를 먹음직스럽게 보이게 한다.

최근 영양학자들은 항산화 효과가 좋은 비타민 E가 야채에 풍부하다는 사실에 주목하고 있는데, 야채를 고기와 함께 먹어야 비타민 E의 흡수와 이용이 효율적으로 이루어진다는 것을 밝혀냈다. 즉, 지용성 비타민인 비타민 E가 체내에서 흡수되기 위해서는 지방이 필요하고, 만약 지방과 함께 양질의 단백질이 있으면 체내의 여러 조직으로 수송이 활발해진다는 사실을 알아낸 것이다. 따라서 지방과 함께 양질의 단백질이 풍부한 고기야말로 야채 속에 들어 있는 비타민 E를 효율적으로 이용할 수 있는 최고의 식품인 셈이다.

고기를 야채와 함께 먹어야 하는 또 다른 이유는 야채 속에 풍부한 식이섬유 때문이다. 일반적으로 식이섬유는 체내에서 소화효소에 의해 잘 소화되지 않는다. 수분을 흡수하여 변의 양을 늘림으로써 변비를 방지하고 장내의 노폐물을 원활하게 배설시키는 역할을 한다. 뿐만 아니라 식이섬유는 콜레스테롤, 지방 또는 당분 등도 흡착하여 배설시키는 역할을 하기 때문에 고기를 많이 먹을 때는 야채와 함께 먹는 것이 건강에 바람직하다. 특히 콜레스테롤 수치가 높은 사람이나 중성지방이 걱정되는 사람은 고기를 먹을 때 필히 야채와 함께 먹어야 한다.

또 야채의 식이섬유는 장내 환경을 좋게 하여 대장암의 예방효과도 있는 것으로 알려지고 있는데, 야채 중에서도 셀러리celery, 오이, 배추 등에 많이 들어 있다. 일반적으로 생으로 먹는 야채보다 가열하여 먹는 녹황색 채소가 섬유질도 많을 뿐만 아니라 많이 먹을 수 있기 때문에 고기요리에 녹황색 채소를 이용하는 것이 좋다. 또한 버섯이나 죽순도 수분을 제외하면 거의가 다 섬유질이므로 고기와 함께 먹는 것이 건강에 좋다.

고기를 포도주와 함께 먹으면 좋다는 것도 이미 잘 알려진 사실이다. 특히 적포도주가 고기와 궁합이 잘 맞는 것으로 알려져 있다. 적포도주에는 폴리페놀polyphenol이라는 강력한 항산화 작용을 가진 물질이 많이 들어 있기 때문이다. 폴리페놀은

포도 이외의 다른 식품들에도 들어 있지만 그 중 적포도주에 많이 들어 있는 이유는 백포도주와 달리 제조 과정에서 포도의 껍질이나 씨를 함께 통째로 담가서 발효시키기 때문이다. 적포도주의 독특한 색깔과 맛은 백포도주에 비해 10배 이상 많은 폴리페놀에 의한 것이라 해도 과언이 아니다. 프랑스 사람이 고기의 섭취량이 비슷한 영국 사람에 비해 심근경색으로 사망하는 비율이 훨씬 낮은 이유는 적포도주를 많이 마시기 때문이라는 연구결과가 있다. 적포도주에 많은 폴리페놀이 혈중 LDL의 변화를 억제하여 동맥경화나 관상동맥질환을 예방한다고 한다. 따라서 고기를 야채와 함께 먹으면서 적포도주를 한 잔 정도 마신다면 건강에 매우 좋은 식사가 된다.

고기 속의 지방이나 단백질, 또는 비타민과 같은 영양성분들은 어떻게 조리하느냐에 따라 그 함량이나 성질이 변한다. 따라서 고기를 조리하는 방법에 따라 건강에 좋을 수도 있고 나쁠 수도 있다. 특히 조리방법에 따라 가장 변동이 심한 지방에 관심을 가질 필요가 있다. 지방은 고기의 맛을 책임지는 1차적인 성분이지만 많은 사람들이 고기의 지방을 많이 섭취하면 건강에 좋지 않은 것으로 생각한다. 그러나 우리나라 사람들의 평균 고기 섭취량을 감안하면 고기의 지방섭취를 의도적으로 피할 이유는 전혀 없다. 혹시 그래도 건강상의 이유로 고기의 지방을 꺼리는 사람이 있다면 지방함량을 줄이는 고기조리법을 알아두면 좋다. 고기를 굽느냐, 볶느냐, 삶느냐, 찌느냐, 튀기느냐에 따라 고기에 잔류하는 지방의 함량은 큰 차이가 난다. 조리방법 중 지방함량을 가장 많이 줄일 수 있는 방법은 고기를 삶아 먹는 것이다.

한편, 고기의 지방함량은 부위에 따라 차이가 많아 돼지고기의 경우 삼겹살이나 목살은 지방함량이 많고 등심이나 뒷다리살은 지방함량이 적다. 지방이 많은 부위와 지방이 적은 부위는 조리의 방법을 달리 해야 제대로 된 맛을 즐길 수 있다. 만약 돼지 등심을 불에 구워 먹거나 삼겹살을 기름에 튀겨 먹는다면 퍽퍽한 등심에 니글니글한 삼겹살을 경험하게 될 것이다.

일반적으로 우리나라 사람들은 고깃집에서 주로 고기를 구워 먹는데, 이렇게 고기를 불에 구워 먹는 바비큐barbecue 방식은 고기의 담백한 맛과 향미를 증진시키는 좋은 조리방법이다. 특히 숯불구이처럼 훈연의 효과가 있는 구이방식은 고기에 훈연취를 더해 향미를 더욱 좋게 만든다. 부위에 따라서는 지방이나 콜레스테롤의 함량을 상당량 줄일 수 있어 에너지는 감소시키면서도 양질의 단백질을 확보하는 좋은 방법이라 할 수 있다. 또한 구이방식은 고기 속에 풍부한 비타민 B_1 등의 손실도 비교적 적게 만드는 조리법으로 알려져 있다.

일반 가정집에는 주로 고기를 프라이팬을 이용하여 굽거나 볶아 먹는데, 이때 고기가 타는 것을 방지하기 위해 조리용 기름을 사용하면 에너지가 약간 증가할 수 있다. 따라서 지방의 섭취를 꺼리는 사람은 조리용 기름을 첨가하지 않아도 고기가 눌어붙지 않는 프라이팬을 사용하는 것이 좋으며, 고기 자체에 있는 지방을 이용하여 프라이팬 바닥에 기름칠을 하고 조리하는 것이 권장된다. 조리는 먼저 프라이팬을 어느 정도 달군 다음 고기를 올리고, 한쪽 면이 열에 구워져 표면단백질이 굳어지면 바로 뒤집어 반대쪽 표면의 단백질을 응고시키는 것이 내부의 육즙 손실을 막아 맛도 좋고 영양성분의 손실도 적게 한다.

필로는 개인적으로 고기를 수육처럼 삶거나 찜처럼 쪄먹는 것을 좋아한다. 삶거나 찌는 조리법은 비록 비타민이나 미네랄 성분이 감소되지만 지방이나 콜레스테롤의 섭취를 절반 이상 줄일 수 있는 가장 좋은 방법이다. 따라서 수육은 지방이 많은 삼겹살과 같은 부위를 이용하는 것이 좋다. 만약 등심이나 뒷다리살 같은 부위를 삶거나 찌면 고기가 퍽퍽해지고 맛이 없어진다. 갈비와 같이 질긴 결합조직이 많은 부위는 오랫동안 가열처리를 하여 조직을 연하게 만드는 것이 필요하기 때문에 찜을 해먹는 것이 좋다.

보통 갈비탕이나 설렁탕에 소고기를 넣고 삶으면 지방이 약 20~40% 정도, 단백질은 약 15% 정도가 줄어들고, 돼지고기를 물에 넣고 삶으면 지방이 약 50% 이상 줄어든다. 그러나 고깃국이나 탕 속에 들어 있는 고기의 지방함량은 낮지만 고기에서 빠져나온 성분이 국물 속에 있기 때문에 고기와 국물을 같이 먹는다면 섭취되는 영양성분은 크게 변하지 않게 된다. 따라서 지방의 섭취를 줄이고 싶다면 국물의 섭취를 줄이던지 고기만 건져먹는 것이 좋다. 또 탕을 끓이거나 찜을 하기 전에 고기를 한번 살짝 데친 다음 이용하는 것이 좋고, 조리 중에도 국물 위에 뜨는 부유물을 부지런히 제거하는 것이 전체적인 지방이나 에너지를 줄이는 좋은 방법이다.

고기를 기름에 튀겨서 먹으면 맛은 상당히 좋아지지만 섭취되는 에너지는 그 만큼 높아진다. 고기를 식물성 기름에 튀기면 고기의 포화지방산이 기름 속으로 녹아나오지만 대신 식물성 기름의 불포화지방산이 고기로 이행된다. 무엇보다 고기에 튀김가루나 반죽을 입힌 경우 튀김옷에 많은 양의 기름이 흡수된다. 일반적으로 동그랑땡이나 햄버거 패티처럼 튀김가루나 반죽을 입히지 않고 고기를 튀기면 지방성분은 감소하지만, 비타민 B_1이 튀기는 기름 속으로 녹아 나와서 크게 줄어든다. 돈까스나 산적처럼 튀김가루나 반죽 또는 빵가루를 고기에 입혀 튀기면 지방이나 에너지가 증가한다. 하지만 고기의 육즙이 쉽게 달아나지 않기 때문에 맛도 좋고 영양성분의 손실도 막을 수가 있다.

역설적으로 필로는 고기를 기름에 튀겨 먹는 것이 너무 맛이 있어 문제라고 생각한다. 특히 어린아이들은 튀긴 고기에 맛이 들면 계속 튀긴 고기만 먹으려 하는데, 너무 자주 튀긴 고기를 먹으면 에너지가 과다하게 섭취될 수 있다. 따라서 부모들은 아이들에게 튀긴 고기는 가급적 자주 먹이지 않는 것이 바람직하다.

좋은 고기 골라먹기

"이 고기는 좋은 고기야 나쁜 고기야?" 고기박사인 필로가 지인들과 고깃집에 가면 꼭 듣는 말이다. 심지어 필로의 아내나 고기장사를 하는 사장님들까지 필로에게 작은 목소리로 어떤 고기가 좋은 고기인지 물어보는 경우도 많다. 이건 아마도 그 동안 우리가 고기를 많이 먹어보지 못했기 때문이기도 하겠지만, 고기를 자주 접하는 사람들조차도 실제로는 고기의 품질에 대해 명확하게 알지 못한다는 사실을 반증하는 것이다.

기억을 되돌려보면 불과 십여 년 전만 하더라도 우리나라에서 판매되는 모든 고기는 얼린 냉동육이 전부였고, 또 고기도 불판에 구워 먹지 않았다. 대부분 국거리나 반찬용으로 소비되었기 때문에 고기의 품질보다는 값싸고 양이 많은 것을 더 중요하게 생각하였다. 더구나 동물성 지방의 섭취가 부족하였던 우리나라의 많은 사람들은 정육점에서 돼지고기 한 근을 살 때도 기름(지방)을 많이 넣어 달라고 주문하기도 하였다. 그러나 1980년대에 들어서면서 급속한 경제발전으로 서민들의 가계가 좋아진 결과, 88서울올림픽을 전후하여 우리나라 사람들도 고기를 직접 불에 구워 먹기 시작하였다. 이때부터 고기를 구워 먹는 식당인 소위 '식육가든'이라고 불리는 음식점들이 우후죽순처럼 생겨나 그 수가 전국적으로 30만 개에 이르렀다.

우리나라 사람들이 고기를 반찬이나 국물 속에 넣어 먹던 것에서 벗어나 고기를 불판에 구워 고기 그 자체로 직접 먹기 시작한 것이 불과 15년 전인 1990년대 초부터이니 고기의 품질에 대해 잘 모르는 것이 어쩌면 당연하다. 게다가 우리가 고기를 매일 구워 먹는 것도 아니고 어쩌다 한 번씩 먹는 것이니 더욱 그러할 수밖에 없다.

어떤 고기가 좋은 고기인가에 대해서는 앞장에서도 간단히 설명한 바와 같이 한 마디로 말할 수 없다. 그 이유는 사람의 입맛은 제각각 달라서 어떤 사람이 좋다고 한 고기를 다른 사람은 나쁘다고 할 수 있기 때문이다. 따라서 좋은 고기냐 나쁜 고기냐는 사회적으로 정한 보편타당한 기준에 의해 설명할 수밖에 없다. 이를 위해 각 나라마다 소고기나 돼지고기의 품질을 규정한 '도체등급제'란 것이 있다. 그러나 이러한 도체등급제도 각 나라마다 차이가 있어 어떤 나라에서는 좋다고 하는 고기를 어떤 나라에서는 그리 좋게 평가하지 않는다. 예를 들어 우리나라에서는 돼지고기 중에 삼겹살을 가장 가치가 높은 부위로 생각하지만 다른 나라에서는 정반대로 평가한다. 고기의 품질이란 것은 어떤 사회의 전통적인 식습관이나 지역적 특성에 따라 천차만별로 평가될 수 있다. 그렇기 때문에 지금부터 필로가 설명하는 고기의 품질도 굳이 따지자면 우리나라에서만 적용될 수 있는 것이라 할 수 있겠다.

일반적으로 고기의 품질을 평가하는 방법은 크게 2가지로 구분할 수 있다. 소나 돼지 한 마리의 품질을 통째로 평가하는 도체평가와 각 부위의 고기를 평가하는 부분육 평가가 있다. 도체평가는 육량과 육질로 구별하여 이루어지는데, 우리나라는 소도체의 경우 육량은 A, B, C, D의 4등급과 육질은 1^{++}, 1^+, 1, 2, 3의 5등급으로 평가한다. 여기서 소 한 마리를 잡으면 얼마나 많은 고기가 나오는지를 평가하는 육량등급은 설명에서 제외하기로 하고, 육질을 의미하는 1^{++}, 1^+, 1, 2, 3이 무엇을 말하는 것인지에 대해서만 집중적으로 알아보겠다.

그런데 일반적으로 소도체의 품질은 1C 또는 2A와 같이 표기하기 때문에 많은 사람들이 2A등급이 1C보다 육질이 좋은 것으로도 착각할 수 있다. 뒤에 표기하는 A, B, C는 육질과는 아무 관계가 없다는 것을 상식적으로 알아두는 것이 좋다. 그렇다면 육질을 의미하는 1^{++}, 1^+, 1, 2, 3은 무슨 기준으로 평가를 하는 것일까? 우리나라도 미국이나 일본과 마찬가지로 육질등급은 우선적으로 등심에 있는 근내지방(마블링)이 많으면 높은 등급인 1^{++}나 1^+를 받게 되어 있다. 여기에 고기의 색, 지방의 색, 조직감 및 성숙도 등을 고려하여 최종 등급을 결정한다. 돼지고기도 이와 유사하게 평가한다. 이러한 평가는 잘 훈련받은 등급사에 의해 이루어지지만 일반인도 그 평가기준에 대해 알고 있으면 평소 좋은 고기를 고르는 데 많은 도움이 될 것이라 생각한다.

우리나라 도체등급제에서 나타난 바와 같이 대한민국에서 좋은 고기는 미국이나 일본과 마찬가지로 그 무엇보다 우선적으로 근내지방이 많아야 한다. 이유야 어떻든지 간에 이제는 우리나라의 모든 사람들이 마블링이 많은 고기를 맛있다고 느끼기 때문이다. 필로도 근내지방이 많은 고기가 맛이 있다는 것에 동의하고 따라서 그런 고기가 더욱 비싸게 거래되는 것이

타당하다고 본다. 또한 우리의 식생활이 다른 나라에 비해 고기의 지방을 그리 많이 섭취하지 않는 점을 고려하면 그렇게 근내지방이 많은 고기를 지금보다 훨씬 많이 섭취하여도 큰 문제가 없다. 그런데 우리나라의 많은 사람들은 근내지방과 근간지방을 제대로 구분하지 않고 근간지방이 많은 고기도 마블링이 좋은 것으로 평가하는 경향이 있다. 엄밀히 말하면 마블링이란 한 근육 내에 들어 있는 근내지방만 지칭하기 때문에 삼겹살이나 꽃등심처럼 근간지방이 많은 것을 마블링이 좋다고 하면 틀린 말이 된다. 예를 들어 소고기는 안심, 등심, 채끝, 목심, 앞다리, 우둔, 설도, 양지, 사태, 갈비의 10개 대분할육으로 나눈다. 안심이나 채끝은 하나의 근육으로 이루어져 있기 때문에 그 안에 들어 있는 지방을 마블링이라 해도 괜찮지만 등심이나 갈비 같은 부위는 여러 개의 근육이 모여 있으므로 근육과 근육 사이에 있는 근간지방까지 마블링이라 표현하면 틀린 말이 된다.

소고기의 경우 도매단계에서는 10개의 대분할육으로 유통되지만 소매유통단계에서는 각각의 대분할육을 구성하고 있는 근육들을 개별적으로 분할하여 29개의 소분할육으로 판매한다. 예를 들어 등심은 윗등심살, 아랫등심살, 꽃등심살, 살치살의 4개 소분할육으로 분할되는데 이렇게 분할된 소분할육

내에 들어 있는 지방을 마블링이라고 말해야 한다. 따라서 일단 좋은 고기라고 하려면 무조건 근육 내에 들어 있는 지방인 마블링이 많은 것이 좋은 고기라고 할 수 있다.

한편, 무조건 마블링이 많다고 모든 요리에 좋은 고기라고 할 수는 없다. 각 부위의 고기들은 근내지방의 함량에 많은 차이가 있을 뿐만 아니라 육색, 연도, 보수성과 같은 육질의 특성도 다르기 때문에 다양한 요리마다 거기에 적합한 부위도 달라진다. 마블링이 좋은 채끝은 스테이크용으로 적합하며 근내지방뿐만 아니라 근간지방도 많이 함유하고 있는 등심이나 갈비는 구이용으로 적합하다. 또 마블링이 적지만 고기가 부드러운 목심이나 우둔 또는 설도는 불고기용으로 적합하고, 지방함량과 관계없이 고기가 거칠고 질겨 장시간 열처리가 필요한 양지나 사태는 국거리용으로 적합하다.

이 같이 부위에 따라 고기의 품질이 달라지는 것은 소고기보다 돼지고기에서 더욱 두드러진다. 돼지는 안심, 등심, 목심, 앞다리, 뒷다리, 삼겹살, 갈비의 7개 대분할육으로 나눈다. 근간지방이 많은 목심이나 삼겹살은 구이용으로 인기가 좋지만 마블링 함량이 적고 근섬유 특성상 조리 후 퍽퍽한 특성을 보이는 등심이나 안심은 구이용으로 부적합하다.

외국의 경우는 소고기와 마찬가지로 돼지고기 등심이나 안

심도 스테이크용으로 사용하기 때문에 돼지고기 부위 중 가장 비싸게 거래되지만, 우리나라는 전통적인 식습관이 외국과 달라 등심은 주로 돈까스용으로 이용하거나 햄과 같은 육제품의 제조에 사용한다. 가격도 돼지고기 부위 중 가장 싼 편에 속한다. 아무튼 같은 고기라도 요리의 종류에 따라 좋은 고기가 될 수도 있고 나쁜 고기가 될 수도 있으므로 요리에 적합한 부위의 고기를 고르는 것이 고기를 맛있게 먹는 현명한 방법이다.

마블링이나 요리에 적합한 부위와 같은 요인을 고려하지 않는다면 고기의 색깔 즉, 육색이 고기의 품질을 판정하는 가장 중요한 항목이 된다. 일반적으로 고기의 색을 보면 그 고기를 생산한 가축의 나이나 부위 등을 추정할 수 있기 때문이다. 예를 들어 좋은 소고기의 색은 밝고 윤기가 나는 선홍색인데, 나이가 어린 소고기의 색은 옅은 담홍색을 보이며 나이가 많은 소고기는 짙은 적색을 나타낸다. 이 같은 현상은 가축은 나이가 들수록 고기의 색을 결정하는 육색소인 마이오글로빈Mb myoglobin의 함량이 많아지기 때문이다. 또 마이오글로빈은 산소의 소모량이 많은 근육, 다시 말해 운동량이 많은 근육에 많기 때문에 사태나 뒷다리 부위가 등심이나 채끝보다 육색이 짙다. 따라서 육색이 짙으면 일반적으로 고기가 질기고 근내지방의 함량도 적다고 생각하면 그리 틀리지 않는다. 이 같은 점을 고려하면 적색육인 소고기의 경우 밝고 옅은 선홍색의 고기가 연하고 맛이 풍부한 고기라고 할 수 있다.

육색에 따라 고기의 연도나 맛에 차이가 나타나는 것은 축종 간에 더욱 두드러지는데, 적색인 소고기가 분홍색인 돼지고기보다 질기며 백색육인 닭고기가 가장 연하다. 이 같은 고기의 색은 고기를 구성하는 세포인 근섬유의 조성에 따라 달라진다. 고기는 백색근섬유과 적색근섬유가 어떤 비율로 섞여 있느냐에 따라 적색도의 차이가 결정된다. 일반적으로 고기의 백색도가 높으면 고기가 연하고 담백하지만 조리후 다즙성이 떨어져 퍽퍽해질 수 있다. 반대로 적색도가 높으면 고기는 쫄깃쫄깃하고 맛이 풍부하지만 자칫 질길 수 있다.

한편, 고기는 냉장고에 넣어두면 시간이 지나면서 육색이 밝은 선홍색에서 갈색으로 변한다. 이는 마이오글로빈이 산화되기 때문에 발생하는 현상이다. 마이오글로빈은 화학적 상태에 따라 밝은 선홍색의 산소화마이오글로빈OxyMb, 적자색인 환원마이오글로빈DeoxyMb 및 갈색인 산화마이오글로빈MetMb으로 존재한다. 냉장상태로 보관하면 마이오글로빈이 산화되어 최종적으로 갈색의 산화마이오글로빈이 된다. 일반적으로 마이오글로빈의 화학적 상태에 따라, 선홍색이나 적자색 또는 갈색에 따라 고기의 품질이 크게 달라지는 것은 아니지만 문제는 한번 갈색화가 이루어지면 고기는 외관상 부패된 것처럼 보이고 실제 표면미생물의 수치도 높다고 할 수 있다. 따라서 표면이 갈색으로 변한 고기는 비록 숙성이 진행되어 연도가 좋고 맛이 풍부하더라도 신선도가 떨어져 좋은 고기라고 할 수 없다.

고기의 색과 함께 지방의 색도 좋은 고기를 고르는 지표로 사용된다. 특히 삼겹살이나 목심처럼 근간지방이 많은 고기는 지방의 색에 따라 고기의 맛이 달라질 수 있다. 고기 속 양질의 지방은 구우면 맛있고 좋은 냄새가 나지만 만약 지방의 상태가 나쁘면 구울 때 산패취나 비린내 같은 나쁜 냄새가 난다. 일반적으로 좋은 지방은 외관상 적당한 탄력과 점도가 있으며 윤기가 흐르는 백색이나 유백색을 나타낸다. 지방의 색은 도축전 가축이 먹었던 사료에 의해 지대한 영향을 받는다. 소의 경우 녹색의 목초나 옥수수 등 카로틴carotin이 많이 들어 있는 사료를 장시간 급여하면 카로틴이 소고기의 지방조직에 침착하여 지방의 색이 누렇게 변해 황색이 된다. 돼지의 경우에는 어분이 많이 들어간 사료를 먹이면 고기의 지방색이 나빠질 뿐만 아니라 고기에서 비린내가 나기도 한다. 보통 사료의 영향을 받아 지방의 색이 변한 경우에는 영양적인 차이가 없는 것으로 알려져 있지만, 고기 생산에 이용된 가축의 나이가 많거나 고기가 장기간 보관되면서 지방산화가 일어나 지방의 색이 변한 경우에는 고기의 맛에도 나쁜 영향을 미친다. 따라서 고기 속의 지방은 윤기가 흐르는 백색이나 유백색이 좋으며 물렁물렁하거나 푸석푸석하지 않고 탄력이 좋은 것이 신선하게 보이고 맛도 좋다.

필로처럼 고기박사들은 고기표면의 조직감을 보고도 좋은 고기인지 나쁜 고기인지를 한눈에 알 수 있다. 건강한 사람의 피부가 탄력적이고 피부의 결도 부드러운 것처럼 좋은 고기도 표면이 탄력적이고 결도 부드럽다. 외관상으로 나타나는 고기표면의 조직감은 고기의 미세구조나 조직의 상태 또는 구성성분 등에 영향을 받아 종합적으로 나타나는 것이기 때문에 육질의 상태를 대변한다고 할 수 있다.

고기로 이용되는 가축의 근육은 근육의 기본적인 세포인 근섬유들의 집합체라고 할 수 있다. 근섬유는 마치 실지렁이처럼 가늘고 긴 모양인데, 이러한 근섬유들이 50~150개 정도가 다발로 묶여 작은 근속을 이루고 다시 작은 근속들이 10개 정도 모여 큰 근속을 만든다. 이런 작고 큰 근속들 여러 개가 하나로 묶여 하나의 근육을 형성한다. 그런데 근섬유나 근속 또는 근육을 감싸고 있는 막들은 결합조직으로 이루어진 막조직이다. 마블링이라 불리는 근내지방도 이러한 막조직에 침착되며 막조직의 상태에 따라 고기의 조직감이 달라진다. 만약 고기 속의 막조직이 물리적으로 또는 생화학적인 이유로 손상을 받으면 고기 속에 있는 많은 양의 육즙은 밖으로 삼출되고, 그러면 고기는 다즙성이 떨어져 퍽퍽해지고 질겨진다.

일반적으로 고기의 조직감은 막조직의 상태나 두께뿐만 아니라 단위면적 당 근섬유의 밀도에 의해서도 크게 영향을 받는다. 고기의 결이 거친 것은 개개의 근섬유가 굵어 밀도가 낮은 반면, 고기의 결이 부드러운 것은 근섬유가 가늘어 밀도가 높다. 운동량이 많은 근육은 근섬유가 굵고 운동량이 적은 근육은 근섬유가 가는 특성을 보인다. 정강이나 허벅지로부터 생산되는 사태나 설도는 근섬유가 굵고 막조직도 두꺼워 고기의 결이 거칠지만, 운동량이 적은 등심이나 안심은 근섬유가 가늘고 막조직도 얇아 고기의 결이 부드럽다. 또한 가축의 나이가 많아질수록 근섬유의 수가 줄어들고 결합조직의 막도 질겨져 고기의 결이 거칠어지며, 수컷의 근육이 암컷보다 결이 거친 고기를 생산한다. 그래서 송아지 고기가 늙은 소고기보다, 또 암소고기가 황소고기보다 훨씬 부드럽고 연해 인기가 좋은 편이다.

고기의 결이 거친 것은 가열처리하면 단단하고 질겨지므로 이러한 고기를 맛있게 먹기 위해서는 찜이나 탕과 같은 장시간의 고온고압의 조리가 필요하다. 반면 고기의 결이 부드러운 것은 장시간 열처리를 받으면 수분의 손실이 많고 단백질이 서로 엉겨 붙어 퍽퍽해지고 질겨질 수 있다. 이런 고기는 살짝 구워 먹거나 샤브샤브같이 살짝 데쳐 먹어야 부드러운 고기의 맛을 제대로 만끽할 수 있다.

나쁜 고기 골라내기

지난해 말 늦둥이 막내아들을 낳고 아기를 키우느라 한동안 바쁘게 살았던 필로의 아내는 요즘 거울을 볼 때마다 필로에게 한 마디씩 한다. 아내의 얼굴은 남편의 사랑과 배려의 정도를 대변하는데, 피곤에 찌들어 푸석푸석해지고 생기가 없어진 자기의 얼굴을 보면 필로의 사랑이 어느 정도인지를 알 것 같다고 푸념을 늘어놓는다. 그래서 필로는 가정의 평화를 위해 일단 집안에 보이는 모든 거울들을 가능한 다 치워버렸는데, 안타깝게도 화장실에 붙어 있는 붙박이 거울은 어찌할 수가 없었다. 그런데 사실 아내의 얼굴이 그렇게 애처롭게 된 것은 필로의 보살핌이 부족한 것도 원인이겠지만 그것보다는 무심한 세월이 더 큰 원인이라는 생각을 떨칠 수가 없다. 여자들이 좋은 얼굴의 상태를 유지하려고 아무리 갖은 노력을 다 해도 시간이 지나면 상태가 망가지는 것은 피할 수 없기 때문이다. 하물며 매일 가꾸는 사람의 얼굴도 이런데, 얼굴과 마찬가지로 생물인 고기도 시간이 지나면 좋은 품질을 유지하기가 어려우며 질이 나빠지는 것을 피할 수 없다. 더구나 고기의 품질이라는 것은 도축 전 가축의 상태, 도축과 가공방법 및 저장과 유통방법 등 다양한 요인에 의해 영향을 받으므로 천차만별이고 이에 따라 품질이 나쁜 고기나 이상한 고기도 많이 생겨나게 된다. 따라서 육색, 보수성, 연도, 조직감, 풍미 등과 같은 고기의 품질이 어떤 요인에 의해 영향을 받는지 알아 두면 일상에서 품질이 나쁜 고기를 쉽게 구별해 낼 수 있을 뿐만 아니라 고기의 품질이 나빠지지 않도록 보관할 수도 있다.

우리는 고기를 별다른 생각 없이 먹고 있지만 사실 고기는 대단히 미묘한 생물로서 마치 살아 있는 것처럼 조금씩 품질이 변한다. 예를 들어 영하 20℃에 보관된 고기도 전혀 변화가 없는 것처럼 보이지만 사실은 내부적으로 조금씩 변화를 일으킨다. 그 결과 6개월이나 1년이 지나면 먹을 수 없을 정도로 상태가 나빠진다. 냉동육이 이럴진대 냉장육의 급속한 품질 변화는 두말 할 필요가 없다. 고기를 냉장고에 넣어두면 1주일 후에는 부패가 시작되어 먹을 수 없게 되므로 진공포장과 같은 특별한 보관방법이 필요하다.

일단 신선도가 떨어지는 고기는 좋은 고기라고 할 수 없는데, 고기는 물고기(어육)와 달라 신선도가 떨어진다고 꼭 나쁜 고기라고 할 수도 없다. 적색육인 소고기 같은 경우 숙성을 거쳐야 연한 고기가 되기 때문에 도축 후 약 1주일 이상 냉장상태로 보관하는 것이 필요하다. 만약 어떤 정육점에서 "이 한우 고기는 어제 도축하여 막 들어온 신선한 것입니다"라고 말한다면 그 고기는 사후강직이 풀리지 않아 매우 질긴 나쁜 고기라고 생각해야 한다.

하지만 백색근섬유 비율이 소고기보다 높은 돼지고기의 경우 연도가 소고기처럼 중요하지 않을 뿐만 아니라 숙성에 필요한 시간도 이삼일 정도밖에 되지 않기 때문에 '숙성돼지고기 판매'라는 말은 적절하지 않다고 봐야 한다. 만약 숙성된 돼지고기를 판매한다고 하면 그 말은 오랫동안 냉장고에 저장되어 신선도가 떨어진 나쁜 고기라고 생각해도 틀리지 않다.

이처럼 고기의 신선도와 숙성은 정반대의 개념이면서도 둘 다 고기의 품질에 지대한 영향을 미치기 때문에 좋은 고기는 적절한 숙성과 신선도를 유지하는 것이 중요하다. 특히 적색육인 소고기는 숙성이 절대적으로 필요하지만 그렇다고 지나친 숙성은 오히려 좋은 고기의 품질을 나쁘게 만드는 원인이 되기도 한다.

숙성은 고기를 연하게 만들고 맛성분의 증진을 가져오지만 숙성기간이 길어지면 미생물의 성장으로 고기가 부패되거나 육색이 나빠지는 등 육질이 저하되므로 숙성에 대한 정확한 이해가 필요하다. 일반적으로 가축은 도축 후 고기로 전환되면서 먼저 근육이 단단히 굳고 신전성이 떨어지는 사후강직(死後强直)이란 현상을 거치게 된다. 소의 경우 도축 후 24시간 정도가 지나면 사후강직이 완료되는데, 이렇게 사후강직이 완료된 고기는 너무 질겨 식용으로 먹기가 부적합하기 때문에 숙성을 통해 연하게 만들어야 한다. 숙성은 사후강직으로 굳어진 고기를 냉장상태로 보관하면 고기 속의 수분에 용해되어 있는 단백질분해효소가 굳어진 단백질들을 분해하여 고기가 연해지는 현상을 말한다. 그런데 만약 고기를 얼리면 고기의 수분 속에 있는 단백질분해효소도 움직이지 못하기 때문에 굳어진 단백질들과 접촉할 수 없어 숙성이 일어나지 않는다. 따라서 고기의 숙성은 반드시 냉장상태에서 이루어져야 한다. 냉장온도가 높을수록 숙성의 효과가 좋지만 반대로 미생물도 빨리 성장하므로 냉장온도는 가급적 낮은 0℃ 내외로 하는 것이 좋다.

일반적으로 적절한 숙성기간은 부위별로 다소 차이가 있다. 소고기 등심같이 부드러운 부위는 약 1주일 정도면 숙성이 완료되지만 사태와 같이 질긴 부위는 약 2주일 정도의 숙성이 필요하다. 또 소고기처럼 질기지 않은 돼지고기는 약 2~3일이면 숙성이 완료되며, 백색근섬유의 비율이 높은 닭고기는 하루 정도면 숙성이 충분히 이루어진다. 고기는 숙성기간 동안 사후강직이 풀어져 조직이 부드러워질 뿐만 아니라 고기 속에서 몇 가지 화학반응이 일어나 좋은 맛이 나는 육즙이 생성되고 식욕을 자극하는 향미 성분들이 만들어진다. 예를 들어 맛있는 고기 맛의 본체 성분인 IMP(이노신산)도 숙성 중 ATP가 분해되어 만들어진다. 따라서 숙성이 충분히 이루어지지 않은 고기는 질기고 맛도 없는 나쁜 고기라고 할 수 있다.

소를 도축한 후 다음 날 바로 부분육으로 가공하는 경우나 수입냉장육과 같이 장기간 냉장상태로 유통해야 하는 경우에는 효과적인 숙성과 미생물에 의한 부패를 막기 위해 진공포장을 하게 된다. 그런데 진공포장을 하면 고기를 부패하게 만드는 호기성미생물의 성장이 억제되어 냉장육의 유통기한이 획기적으로 늘어나지만, 그에 따른 몇 가지 부작용도 나타난다. 특히 진공포장 수입냉장육의 경우는 한 달 이상 냉장상태로 유통되어야 하기 때문에 숙성이 과도하게 이루어지고 또 혐기성미생물의 성장도 많이 이루어져 바이오제닉 아민biogenic amine이 다량으로 만들어진다. 이러한 바이오제닉 아민들을 장기간 섭취하게 되면 건강에 해가 될 수 있다. 뿐만 아니라 고기는 가만히 놔두어도 고기 속의 2% 정도의 육즙이 밖으로 삼출되어 나오는데, 진공포장을 하면 진공압에 의해 더욱 많은 5% 내외의 육즙이 빠져나와 육질이나 맛이 나빠질 수 있다. 고기 속에서 빠져나오는 육즙은 순수한 물이 아니고 다양한 수용성단백질과 미네랄 등을 함유하고 있기 때문에 고기 속에서 과량의 육즙이 빠져나오면 영양성분과 맛성분이 손실될 뿐만 아니라 고기가 퍽퍽해지고 질겨지는 등 조직감이 나빠진다. 따라서 수입냉장육처럼 장기간 동안 냉장보관이 필요한 경우가 아니라면 진공포장을 하지 않고 신선한 상태로 유통되는 고기가 바이오제닉 아민 같은 물질도 없을 뿐만 아니라 육질이나 맛에서도 우수하다고 할 수 있다. 이것을 반대로 말하면 아무리 진공포장을 한 냉장육이라도 장시간 보관된 것은 나쁜 고기라고 할 수 있다.

냉장육과 마찬가지로 냉동육도 장기간 보관된 것은 품질이 나쁜 고기라고 말할 수 있다. 일단 냉동육은 냉장육에 비해 육질이 나쁜 고기라고 할 수 있는데, 그 이유는 고기를 얼리면 세포 내의 얼음 결정의 형성으로 세포의 미세조직이 파괴되고 그 결과 조리시 수분의 손실이 많고 고기가 퍽퍽해지며 질겨지기 때문이다. 그렇지만 냉장육으로 단기간 내에 소비가 어려운 경우에는 대부분 고기를 냉동시키는데, 아무리 고기를 냉동시켜 보관한다고 하더라도 돼지고기는 6개월, 소고기는 12개월 정도가 지나면 식용으로 이용하지 못할 정도로 품질이 나빠진다.

참고적으로 고기는 냉장상태로 약 1주일 정도 냉장고에 넣어두면 미생물이 성장하여 부패되므로 식용으로 이용할 수 없다. 하지만 냉동육은 냉동고에 넣어두면 미생물이 성장을 못하기 때문에 고기가 부패되지는 않지만 지방산화에 기인한 산패로 인해 식용으로 이용하지 못하게 된다. 뿐만 아니라 냉동육의 보관기간이 길어지면 고기표면에 동결되어 있던 수분이 천천히 기화하는데, 이렇게 되면 고기표면의 순수한 수분의 함량이 줄어들어 육색소를 포함한 많은 수용성 단백질들의 응축이 일어난다. 여기에 지방산화와 육색소의 산화가 일어나면 고기표면은 시커멓게 불에 탄 것처럼 변하는 동결소 freeze burn 현상이 나타난다. 이처럼 오래 보관된 냉동육은 외관상으로도 매우 불량하고 육질과 맛도 나쁘다. 사실 이것보다 더 문제가 되는 것은 지방산화의 산물들이 건강에 좋지 않다는 점이다. 일반적으로 지방산화물과 같은 산화물질들을 장기간 섭취하면 각종 질병에 걸릴 확률이 높아지는 것으로 알려져 있다. 가벼운 감기부터 무서운 암에 이르기까지 많은 질병의 원인으로 각종 산화의 산물인 자유라디칼free radical이 지목받고 있는 것이다. 이와 같이 고기도 수입냉동육처럼 장시간 냉동보관되면서 유통되는 고기는 지방산화나 육색소의 산화가 많이 일어난 것이기 때문에 나쁜 고기라고 할 수 있다.

다른 한편, 돼지고기 중에 대표적으로 나쁜 고기로 PSE육이란 것이 있다. 우리나라 말로는 '물돼지'라고 불리는데, 고기의 색이 창백하고Pale 조직이 흐물흐물거리며Soft 물이 질질 나오는Exudative 돼지고기를 말한다. 이러한 PSE육은 조리 후에도 고기가 퍽퍽하고 맛이 없어 신선육으로 소비하기에 부적합할 뿐만 아니라 햄이나 소시지를 만들 때도 가공적성이 나빠 기피의 대상이 된다. PSE육은 유전적인 요인도 있지만 대부분 돼지가 도축되기 직전에 스트레스를 받아 흥분한 결과 근육의 온도가 높은 상태에서 도축되어 발생된다. 근육의 온도가 높은 상태에서 빠른 사후 해당작용이 일어나 근육의 pH가 빨리 하강한 결과 육단백질이 변성되어 나타나는 현상이다. 이와 달리

DFD육이라는 나쁜 고기도 있다. DFD육은 고기의 색이 시커 멓게 어둡고Dark 조직이 지나치게 단단하며Firm 표면에 물기가 없이 건조한Dry 고기를 말한다. DFD육도 도축 전 돼지가 받는 스트레스와 관련이 있는데, 도축 전 장시간 스트레스를 받아 근육 내에 글라이코젠glycogen이라는 에너지원이 다 소모된 상 태에서 도축되면 발생한다. 즉, 돼지가 매우 피곤한 상태에서 도축되면 사후 근육에 당(글라이코젠)이 없어 해당작용이 이루 어지지 않아서 근육의 pH가 높게 유지된다. 그 결과 DFD육 이 된다. DFD육은 pH가 높기 때문에 미생물의 성장이 급속 히 일어나 정상육보다 빨리 부패하는 것이 문제가 된다.

만약 적색육인 소고기가 DFD육이 되면 고기의 색깔이 완 전 적흑색이 되어 못 쓰게 되는데, 이러한 소고기를 암절단육 Dark cutting beef이라고 부른다. 우리나라는 추석이나 설날에 도축 물량이 많이 몰려 도축장 밖에 한우들이 삼사일씩 대기하면서 장시간 스트레스를 받아 암절단육이 많이 발생한다.

나쁜 고기에는 풍미가 나쁜 것도 있다. 특히 돼지고기 중에 가끔 수돼지의 냄새가 지독히 나는 것이 있는데, 이렇게 심한 웅취가 나는 고기를 한번 경험하고 나면 한동안 고기를 먹고 싶어지지 않게 된다. 웅취는 성성숙에 이른 수돼지의 성호르몬 때문에 나는 것으로 모든 수돼지가 다 나는 것은 아니고 전체

수퇘지의 약 15% 내외만이 발생한다. 상업적으로 돼지고기 생산에 이용되는 수퇘지는 거의 대부분 거세를 하기 때문에 문제가 되지 않지만, 가끔 거세가 완벽히 되지 않은 것이나 또는 종모돈(씨받이용 수퇘지)으로 이용한 돼지를 도축한 것이 문제가 된다.

소고기 중에서도 거세하지 않은 황소고기는 가끔 역겨운 냄새가 나는 것이 있는데, 특히 수입쇠고기 중에 이런 것이 많다. 우리나라 한우처럼 농장마다 사육두수가 적은 경우에는 한 마리씩 거세는 물론 도축 나이도 정확히 관리가 되지만, 호주나 미국처럼 많은 수의 소를 떼로 방목하거나 사육하는 경우에는 한 마리씩 관리가 불가능하여 거세는커녕 도축 나이도 정확히 관리될 수 없기 때문에 이빨이나 뼈를 보고 나이를 추정한다. 따라서 이런 수입쇠고기 중에는 거세되지 않고 나이가 많은 황소가 포함될 가능성이 높고, 그 결과 황소의 역겨운 성호르몬 냄새가 나는 나쁜 고기가 있을 확률도 훨씬 더 높아진다.

대한민국 고기는 안전하다

몇 달 전 일이다. 아내는 필로를 앞세우고 아이들과 함께 우리 동네 한의원을 찾았다. 키가 작은 아빠 때문에 우리 아이들도 키가 작은 것 같다고, 그래서 키 크는 보약이라도 한 첩 지어 먹여야겠다는 것이었다. 필로는 키 작은 유전자를 아이들에게 물려주었다는 억울한 죄로 인해 반항 한번 제대로 못하고 한의원으로 끌려갈 수밖에 없었다. 그런데 아이들의 진맥을 마친 한의사가 웃기는 소리를 하는 바람에 필로는 분노의 흥분을 하고 말았다. 그 한의사는 우리 아이들이 왜 키가 작은지, 또 어떻게 하면 키를 더 키울 수 있는지 아주 과학적인 것처럼 들리는 설명을 그럴 듯하게 해주었는데, 마지막에 가급적 아이들에게 고기를 먹이지 말라고 했다. 특히 닭고기에는 성장호르몬이 많이 들어 있어 아이들이 그런 고기를 먹으면 성성숙이 빨리 와서 성장판이 빨리 닫히기 때문에 키가 안 큰다는 것이었다. 그렇지 않아도 필로는 키 작은 유전자 때문에 심기가 불편했는데, 고기예찬의 필로 앞에서 이 무슨 귀신 씨알 까먹는 소리인가? 그때 만약 자리를 박차고 일어서려는 필로의 손을 아내가 부드러운 눈빛으로 잡지만 않았어도 필로는 그 한의사와 한판 설전을 벌였을지도 모른다. 그런데 문제는 필로의 아내뿐만 아니라 많은 사람들이 누군가 그 한의사처럼 말을 하면 쉽게 믿는다는 점이다. 즉, 가축에게 먹이는 사료에는 성장호르몬들이 많이 들어 있고 그래서 고기에도 그런 성분들이 많이 잔류하고 있기 때문에 안전하지 않다는 것인데, 결론부터 먼저 말하자면 외국산 고기는 잘 모르겠지만 대한민국에서 생산되는 고기는 절대로 그럴 수 없다.

2008년 대한민국의 봄은 광우병과 관련하여 미국산 수입쇠고기 문제로 열병을 앓았다. 필로는 깊은 생각 없이 화끈하게 시장을 열어준 정부도 문제였지만, 그렇다고 또 마치 미국산 쇠고기를 먹으면 모두 광우병에 걸릴 것처럼 뜨겁게 반응했던 우리 국민들도 문제였다고 생각한다. 그러나 정작 필로가 우려하는 것은 이러한 사건이 터질 때마다 아무 죄 없는 국내산 고기마저 국민들에게 외면당하고, 그 결과 애매한 우리의 축산농가들과 식육유통업자들만 피해를 입는다는 것이다. 게다가 그렇지 않아도 선진국에 비해 고기섭취량이 턱없이 부족한 우리나라인데, 이런 일로 더욱 고기의 소비량이 감소하면 양질의 단백질 섭취부족으로 평균적인 국민의 건강이나 평균수명이 감소될 수 있다는 것도 걱정이었다. 그런데 이런 일은 비단 이번뿐만이 아니었다. 외국에서 다이옥신 파동이 일어났을 때도 그랬고, 이상구 박사 같은 사람이 육식의 위해성을 과장되게 선전했을 때도 그랬다. 마치 한 마리의 빈대를 잡기 위해 초가삼간을 태우는 것처럼 우리나라와는 크게 상관없는 일인데도 우리나라 국민들은 지나칠 정도로 민감하게 반응을 하여 아예 고기의 섭취를 꺼리곤 했다. 그리고 그럴 때마다 피해를 입은 것은 애꿎은 국내 축산업계과 식육업계였다.

한번은 어떤 소비자단체에서 국내산 육가공제품에 들어 있는 아질산염을 문제 삼았다. 어린아이들이 즐겨먹는 햄이나 소시지에는 건강에 나쁜 아질산염이 들어 있고, 비록 그 함량이 법정허용치를 지킨다고 하더라도 그런 육가공제품을 아이들이 매일 먹으면 문제가 될 수 있다는 것이었다. 이건 또 무슨 말도 안 되는 억지인가? 사실 아질산염이란 것은 우리 주변 자연계에서 쉽게 찾아볼 수 있는 것으로, 우리가 즐겨먹는 시금치나 쌈채 같은 채소는 햄이나 소시지와는 비교도 안 될 정도로 많은 아질산염을 우리 몸에 제공하고 있다. 시금치 한 젓가락을 먹는 것은 육제품 한 덩어리를 먹는 것보다 훨씬 많은 아질산염을 섭취하는 것이다. 그런데 그런 시금치는 괜찮고 육가공제품은 아질산염 때문에 건강에 문제가 된다고 하는 것은 억지도 이만저만 억지가 아니다. 또 육제품들에 들어 있는 아질산염의 함량이 아무리 법정허용치를 준수한다고 해도 아이들이 매일 먹으면 건강에 해로울 수 있다고 주장한다면 육제품의 소비가 우리보다 열 배 가량 많은 독일이나 다른 북유럽의 아이들은 정말 큰 문제다. 잘 알려진 사실이지만 이들 나라들은 우리와는 비교도 안 될 정도로 햄이나 소시지와 같은 육가공제품의 소비가 많고 또 평균수명도 우리보다 길다. 그럼에도 불구하고 먹는 것에 민감한 우리나라 국민들은 이런 뉴스가 한 번 보도되면 '뭔가 문제가 있으니까 그러겠지'하면서 한동안 소비를 중단하는 민첩함을 보여 필로를 안타깝게 만든다. 심지어 필로의 아내마저 육제품의 아질산염에 대한 TV 뉴스를 보고 나서 한동안 우리 아이들에게 햄이나 소시지를 먹이지 않아 필로와 며칠 동안 전쟁을 치러야만 했다.

하루는 아내가 이것 보라는 표정으로 필로의 얼굴에 신문을 들이민 적도 있었다. 지방의 한 도축장에서 항생제 잔류물질이 기준치보다 100배 이상이나 나온 돼지고기가 적발되었다는 기사였다. 이렇게 항생제 잔류물질이 많은 고기를 먹으니 우리 몸이 항생제에 대한 내성이 생기고, 그 결과 정작 우리가 아플 때는 항생제를 먹어도 약효가 없어 점점 독한 항생제를 쓰게 되는 거라고 아내는 친절한 설명을 덧붙였다. 그러나 아내의 그 친절한 설명을 들으며 필로는 우리가 얼마나 잘못된 정보에 익숙해져 있는지 소름이 돋았다. 현재 우리나라 사람들이 항생제에 내성을 갖게 된 것이 고기에 들어 있는 항생제 잔류물질 때문이라는 것은 정말 말도 안 되는 소리이기 때문이다.

국내 축산법과 축산물가공처리법상 고기 속에는 항생제 잔류물질이 들어 있을 수 없을 뿐만 아니라 설령 들어 있다고 하더라도 각종 검사를 통해 검출되기 때문에 그런 고기는 시장에 나올 수가 없다. 그리고 백번을 양보해서 고기 속에 미량의 항생제 잔류물질이 있다고 하더라도 고기를 가공하거나 조리하는 과정에서 상당량이 제거될 수도 있는데, 우리가 도대체 고기를 얼마나 많이 먹는다고 항생제 내성에 대한 죄를 고기에게 뒤집어씌운단 말인가? 이제 우리는 분명히 알아야 한다. 우리나라 사람들이 항생제에 대한 내성이 강해진 이유는 의약품 남용이 직접적인 원인이라고 명확히 알아야 한다. 확실히 우리는 예전에 비해 항생제에 대한 내성이 강해져 보통 항생제로는 감기도 잡기 힘들어진 것이 사실이다. 그것은 우리가 그동안 항생제가 들어 있는 의약품들을 남용해왔기 때문이다. 우리나라가 세계에서 의약품, 특히 항생제가 들어 있는 의약품의 남용이 가장 심한 나라 중 하나라는 것은 너무나 잘 알려진 사실이다. 그러니 제발 죄 없는 고기에게 누명을 뒤집어씌우지 않았으면 좋겠다.

어떤 사람들은 그러면 왜 종종 항생제 잔류물질이 기준치보다 많은 고기들이 적발되어 언론에 보도되느냐고 물어본다. 바로 그거다. 고기에 항생제 잔류물질이 있으면 그렇게 적발되어 시장에 고기가 못 나오고, 또 그렇게 적발되는 경우가 매우 드물기 때문에 뉴스거리가 될 수밖에 없다. 역설적으로 말해 그렇게 엄격한 검사를 통과하는 고기만 국내 시장에 나오니 우리가 먹는 국내산 고기는 안전하다고 할 수 있다. 일반인들이 생각하는 것보다 우리나라 고기생산 현장에서 안전한 고기를 생산하기 위해 적용되고 있는 제도나 법규는 매우 까다롭고 철저하다. 특히 가축을 생산하는 농장단계에서는 각종 질병의 종류에 따른 예방이 의무적으로 실시되는데, 인수공통전염병과 같은 질병은 냉혹하리만큼 철저히 관리된다. 농장에서 발생하는 모든 질병은 바로 신고하도록 되어 있으며, 가축전염병예방법에 의해 수의사가 정기적으로 농장을 방문하여 가축을 검진하고 지도를 한다. 그리고 만약 구제역이나 조류독감 같은 중대한 질병이 발생하면 해당 농장뿐만 아니라 반경 수십 킬로 내에 있는 농장들의 가축들은 모두 살처분하도록 되어 있다. 또 앞에서 설명한 항생물질 등도 가축을 출하하기 전에 투여되었다면 가축의 체내에서 그러한 성분이 모두 대사되어 사라질 때까지 출하해서는 안 된다는 규정이 있다. 그렇게 축산물들은 축산물가공처리법에 의해 규제를 받고 수의사에 의해 철저한 검사를 받는다.

가축으로부터 고기를 생산하는 도축장 단계에서는 더욱 철저한 안전관리가 이루어지는데, 아무리 안전한 가축이 생산되었다고 하더라도 오염된 도축이 이루어지면 이전의 모든 노력들이 허사가 되기 때문이다. 따라서 모든 가축의 도축은 축산물가공처리법에 따라 인가를 받은 도축장에서 실시되며 도축장에 도착한 가축들은 수의사에 의해 안전성에 관한 여러 단계의 검사를 받게 된다. 먼저 인수공통전염병은 물론이고 어떤 질병이든 병이 있는 가축은 도축에서 제외된다. 또한 질병에 걸리지 않았더라도 체표면이나 장내 등에 병원균을 가지고 있는 가축도 제외된다. 이런 가축으로 인해 도축라인이 오염되면 이후의 모든 개체가 오염될 수 있기 때문이다. 보통 수의사는 생체, 내장, 근육 등의 상태를 육안으로 검사하고, 일반세균수나 병원성 세균 등의 유무 등은 정밀검사를 한다. 또한 장기나 근육의 시료를 채취하여 현미경으로 이상의 유무를 조사하는 병리검사를 실시하고, 동물약품이나 사료에 의해 근육에 남을 수 있는 농약이나 항생물질 등의 잔류여부를 조사하는 이화학 검사도 병행한다. 따라서 이렇게 여러 단계의 검사를 거쳐 생산되는 고기는 안전하지 않을 수 없다. 더욱이 근래에는 더욱더 안전한 고기의 생산을 위해 우주인들의 식품을 만드는 데 사용하는 HACCP(위해요소중점관리)라는 제도를 국내산 고기의 생산과정 속에도 적용하기에 이르렀다.

HACCP 제도는 원래 NASA에서 우주인들이 먹는 식품을 만들기 위하여 개발한 것으로 우주식품에 대한 고도의 안전성을 보증하기 위한 제도이다. 이러한 HACCP 제도를 현재 우리나라는 축산농가에서부터 도축가공장 및 유통업계까지 일괄적으로 시행하고 있다. 즉, 국내산 고기의 생산 및 유통판매에 이르는 전 과정에서 사람에게 위해가 될 수 있는 모든 요인을 단계별로 찾아내 제거해 나가는 종합관리체계가 이루어지고 있는 것이다. 따라서 가축의 사육, 도축, 가공 및 유통, 판매에 이르는 전 과정에서 안전하고 위생적인 고기의 생산이 이루어지고 있다고 할 수 있다.

물론 이런 완벽한 제도에도 불구하고 가끔씩 불법을 저지르는 사람들에 의해 국내에서 유통되는 고기의 안전성이 언론매체의 도마 위에 오르기도 하지만, 그런 것은 고기업계뿐만 아니라 콩나물업계나 두부업계에서도 종종 발생한다. 어느 업계나 맑은 물에 흙탕질을 하는 미꾸라지는 있기 마련인데, 그렇다고 그 미꾸라지 한 마리 때문에 전체 물이 더럽다고 하는 것은 맞지 않다. 필로는 그것보다 우리가 정말 신경을 써야 하는 것은 국내산 고기의 안전성이 아니라 우리나라에 무차별로 들어오고 있는 수입육의 안전성이라고 생각한다. 국내산 고기는 문제가 생기면 어떻게든 컨트롤이 가능하지만 수입육은 그게 그리 용이하지 않기 때문이다.

여기서 굳이 또 미국산 쇠고기의 광우병 관련 이야기는 하지 않겠다. 그 문제는 이미 드러날 대로 다 드러났고, 현명한 판단은 우리 국민들이 할 것이기 때문이다. 국민들은 국내산 한우고기는 광우병의 위험이 없고 미국산 쇠고기는 있을 수 있다는 사실로 판단하면 될 것이라고 생각한다. 그런 이야기 대신 필로가 여기서 수입육에 대해 지적하고 싶은 딱 한 가지는 수입육은 국내산 고기만큼 안전성 관리가 가능하지 않다는 점이다. 물론 우리나라에 고기를 수출하는 미국, 호주, 캐나다, 뉴질랜드, 덴마크 등도 자국산 고기의 안전성을 확보하기 위해 할 수 있는 모든 노력을 다하고 있다. 하지만 이러한 국가들은 대규모의 축산을 하는 나라들이고 농장단계나 도축가공단계에서 너무 많은 물량을 취급하기 때문에 아무리 안전성 관리를 철저히 한다고 하더라도 한계가 있을 수밖에 없다. 예를 들어 우리나라는 약 20만 호의 사육농가에서 약 200만 두의 한우를 사육하는데 즉, 한 농가당 평균 10마리 내외의 한우를 사육하므로 한 마리씩 이름을 붙여가며 관리가 가능하다. 그러나 미국의 경우 약 1억 마리 이상의 소가 사육되고 있고, 특히 만 두 이상을 사육하는 대규모 농장들이 많아 한 마리씩 이름을 붙여가며 관리한다는 것이 원초적으로 불가능하다. 우리의 한우는 언제 태어나서 어떤 사료를 먹고 언제 어느 도축장에서 도축되었는지 모든 생산이력의 관리가 가능하지만, 미국의 경우는 도축된 소의 나이조차도 정확히 파악이 안 되기 때문에 이빨이나 뼈를 보고 나이를 추정하는 실정이다.

수입육의 도축가공단계를 살펴보면 상황이 더 심각해진다. 우리나라 도축장에서는 하루에 한우를 평균 20마리 정도를 도축하기 때문에 수의사가 한 마리씩 꼼꼼하고 철저하게 검사할 수 있지만, 미국의 경우 하루에 소를 수천 두씩 도축하는 도축장이 부지기수이기에 그 많은 물량을 꼼꼼하게 검사하기는 매우 어려워 보인다. 더욱이 우리나라 같은 경우는 생산된 모든 한우고기의 안전성에 관한 전수검사가 충분히 가능하지만, 미국은 도축된 모든 쇠고기를 다 검사한다는 것이 근본적으로 불가능하다. 상황이 이러니 광우병은 차치하더라도 다른 질병의 유무나 항생제 또는 호르몬제 같은 각종 잔류물질의 검사가 제대로 이루어지는지도 의심이 들 수밖에 없다. 여기에 덧붙여 우리나라는 한우가 약 200만 두밖에 없기 때문에 전 두수의 DNA 검사가 가능하고 이를 토대로 하는 완벽한 생산이력제를 실시할 수 있지만, 대량으로 생산되는 수입육은 도저히 우리처럼 할 수 없는 것이 명백한 사실이다.

결국, 결론적으로 말하자면 국내산 고기는 수입육에 비해 월등한 안전성을 확보하고 있다. 필로는 이것이 국내산 고기가 수입육에 비해 다소 비싸더라도 우리가 꼭 국내산 고기를 먹어야 하는 가장 중요한 이유라고 생각한다. 고기의 안전성은 가격이나 품질보다 우선하기 때문이다. 우리는 누구의 말처럼 값싸고 질 좋은 고기를 선택하기에 앞서 어떤 고기가 더 신선하고 안전한가를 먼저 생각해야 한다. 그리고 그것이 고기를 선택하는 기준이 되어야 할 것이다.

　필로가 처음 '고기예찬'이란 제목으로 인터넷에 글을 올렸을 때, 생각보다 많은 분들이 댓글을 달아주셨고 뜨거운 논쟁이 오고 갔습니다. 아마도 그때는 미국산 쇠고기의 수입재개로 많은 사람들이 촛불을 들고 거리로 나왔던 때라, 너나 할 것 없이 모두가 고기에 대한 관심이 높았기 때문이었을 겁니다. 그러나 시간이 지나고 필로가 올리는 글의 횟수가 많아질수록 달리는 댓글의 수가 점점 적어지기 시작하더니 이제는 밤마다 밝혔던 촛불도, 고기에 관한 뜨거웠던 논쟁도 모두 역사라는 기억의 창고에 저장되었습니다.

　필로는 고기에 대해 뜨거웠던 우리의 관심이 기억의 저편으로 사라지는 것이 너무 아쉬웠습니다. 그래서 우리의 하드웨어에 저장된 기억들을 하나하나씩 끄집어내어 이렇게 한 권의 책으로 엮었습니다. 이 책은 육식이 우리나라 국민들의 건강을 지키고 평균 수명을 연장시킨다는 주장을 통해 더 많은 국내산 고기가 소비되기를 바라는 작은 소망의 표출이기도 합니다. 이 땅에서 우리의 고기를 안심하고 먹는 것은 우리가 꼭 지켜야 하는 생명과 같은 업이기 때문입니다.

현재 우리나라 축산업과 식육산업은 예전에는 겪어보지 못했던 큰 위기에 직면해 있습니다. 그것은 값싼 수입육이 물밀듯이 밀려들어오고 있기 때문이기도 하지만 육식이 건강에 해롭다는 잘못된 오해로 인해 고기의 소비량이 증가하지 않고 있기 때문입니다. 만약 이렇게 고기에 관한 우리나라 국민들의 그릇된 인식이 바뀌지 않는다면 값싼 수입육의 소비가 늘어날 수밖에 없고, 그 결과 우리는 우리의 고기시장을 대규모 축산을 하는 외국에게 내어주는 육류의 식민지화를 피할 수 없을 것입니다. 이것이 우리가 국내산 고기를 소비하여 우리의 축산업을 일정 부분 꼭 지켜내야 하는 이유인 것입니다.

고기예찬을 쓰면서 소고기를 국내산은 '소고기'라고 하였지만 수입육은 '쇠고기'라고 표현했습니다. 쇠고기는 쇠(鐵)고기란 뜻으로 쇠(철사)로 된 고기처럼 질긴 고기를 의미한다고 합니다. 필로는 한우고기는 '소고기'로, 수입쇠고기는 '쇠고기'로 표현했습니다. 한우고기를 사랑하는 필로의 애절한 마음이라고 생각하고 대한민국 사람들은 쇠고기를 먹지 말고 소고기를 먹었으면 좋겠습니다.